全国高等医学职业教育规划教材

护理学导论

HULIXUE DAOLUN

（第2版）

主　　编　周庆华　朱春梅

副 主 编　王扣英　杭　丽　吕月桂
　　　　　纪　霖　沙　丹　谭凤林

编　　委　（以姓氏笔画为序）
　　　　　王扣英　王晓燕　平步青
　　　　　吕月桂　朱春梅　沙　丹
　　　　　纪　霖　李丽芳　张苹蓉
　　　　　陈　鲁　杭　丽　周庆华
　　　　　夏秋蓉　谭凤林

U0345175

第二军医大学出版社
Second Military Medical University Press

内 容 简 介

作为护理专业必修课程,本书在第一版的基础上进行修订,增删了一些内容,进一步方便引导学生系统、全面地了解护理专业学科体系的形成、发展和构成;全书共 11 章,内容上包括从基础理论到临床应用,编写体例上以工作任务为中心进行展开,以教学实践为基础,兼顾执业考试,注意前后知识点的衔接,以期实现提高护生的基本素质、培养独立思考和创造性思维的临床护理人员之目标。

本书适合高职、高专护理专业的学生使用,也可供临床工作的护理人员参考。

图书在版编目(CIP)数据

护理学导论/周庆华,朱春梅主编.—2 版.—上海:
第二军医大学出版社,2015.8
全国高等医学职业教育规划教材/金建明,于有江主编
ISBN 978 - 7 - 5481 - 1086 - 6

Ⅰ. ①护… Ⅱ. ①周… ②朱… Ⅲ. ①护理学-高
等职业教育-教材 Ⅳ. ①R47

中国版本图书馆 CIP 数据核字(2015)第 081983 号

出 版 人　陆小新

责任编辑　画　恒　高　标

护 理 学 导 论
(第 2 版)

主　编　周庆华　朱春梅
第二军医大学出版社出版发行
http://www.smmup.cn
上海市翔殷路 800 号　邮政编码:200433
发行科电话/传真:021 - 65493093
全国各地新华书店经销
江苏天源印刷厂印刷
开本:787×1 092　1/16　印张:11　字数:294 千字
2010 年 8 月第 1 版　2015 年 8 月第 2 版第 1 次印刷
ISBN 978 - 7 - 5481 - 1086 - 6/R · 1824
定价:25.00 元

高等职业教育护理专业实用教材
丛书编委会

全国高等医学职业教育规划教材总书目

序 号	书 名	版 次	主 编
1	护理学导论	第 2 版	周庆华 等
2	常用护理技术	第 2 版	朱春梅 等
3	正常人体结构	第 2 版	米 健 等
4	儿童护理	第 2 版	徐 静 等
5	护理管理学	第 2 版	朱春梅 等
6	健康评估	第 2 版	姚 阳 等
7	正常人体机能·生物化学	第 2 版	顾友祥 等
8	正常人体机能·生理学	第 2 版	马文樵 等
9	药理学	第 2 版	盛树东 等
10	医学免疫学及病原生物学	第 2 版	姜 俊 等
11	护士礼仪	第 2 版	邱 萌 等
12	心理与精神护理	第 2 版	陈宜刚 等
13	异常人体结构与机能	第 2 版	慕博华 等
14	护理心理学	第 2 版	邱 萌 等
15	母婴护理	第 2 版	潘放鸣 等
16	急救护理	第 2 版	殷俊才 等
17	护理伦理与法规	第 2 版	高莉萍 等
18	成人护理·传染病护理	第 2 版	张万秋 等
19	成人护理·内科护理	第 1 版	罗惠媛 等
20	成人护理·外科护理	第 1 版	刘兴勇 等
21	成人护理·妇科护理	第 1 版	潘爱萍 等
22	眼耳鼻咽喉科护理	第 1 版	陈国富 等
23	老年护理	第 1 版	彭 蓓 等

再版序

　　本教材第一版于 2010 年作为高等医学职业教育"十二五"重点教材出版,出版后受到广大读者和院校师生的欢迎。

　　为适应我国高职高专护理专业教育发展和改革的需要,及时反映护理学科的进展、动态和国家护士执业考试大纲要求,在调查和总结第一版教材应用过程中所收集的意见和建议的基础上,我们对第一版教材进行修订。在本次改版中,力求做到体现护理基本理论、基本知识、基本技能的教材编写基本原则,基本理论和基本知识以"必须,够用"为度,并作适当的扩展。从专业特点出发,以专业培养目标为导向,力求体现整体护理的理念及高职高专教育的特色,并且注意了不同教材内容的联系与衔接,避免遗漏和不必要的重复。在讲清概念和原则的基础上,结合护理工作中的案例讲解,注重学生人文素质及分析判断等综合素质的培养。

　　为了延续第一版教材的风格特色,本教材仍由原参编院校的人员负责编写修改相关的章节内容。本书在编写及改编的过程中还得到了编者所在单位和出版社的大力支持,在此一并致谢。

　　本教材的改版,参考、引用了众多文献资料,在此亦向相关作者谨表谢意。

　　限于编者的水平,书中难免有不妥或疏漏之处,我们恳请读者批评指正。希望有关院校将在使用本教材过程中的意见及时告知,以便完善。

编　者

2015 年 6 月

序 言

随着社会经济的发展,物质、文化生活水平的提高,人们的对健康的需求也在不断增长,广大人民群众对医疗卫生、护理服务的需求越来越高。科学技术的进步和医疗卫生服务改革的不断深入,对护理人才的数量、质量和结构也提出了新的要求,迫切需要大量的具有较强实践能力的技能型护理人才。

高职、高专教育以培养高素质技能型人才为根本任务,以满足社会需求为目标,要求学生"知识够用、能力较强、素质较高"。教材作为体现教学内容和教学要求的知识载体,是实现专业培养目标的重要工具。教材建设是高职、高专教育教学工作的重要组成部分。护理学导论是引导学生进入护理学专业的一门重要入门课程,对学好护理学专业其他课程有重要的指导意义。

《护理学导论》教材编写组依据培养目标和学科特点,按照课程教学大纲的基本要求和课程特点编写了本教材。教材系统阐述了护理学的专业思想、基础理论和基础知识,以"必须、够用"为度,以讲清概念,强化应用为重点,注重基础理论知识和专业知识与护理实际的联系,贯穿整体护理理念,力求使学生通过对课程知识的深入理解和掌握,明确护理学的基础理论及学科框架,领悟护理学专业的独特理论体系和模式,牢固专业信念,培养专业素养,为继续学习基础护理与临床护理的相关课程奠定坚实的基础。本教材对培养适应护理岗位需求的技能型人才具有很强的针对性和实用性也供临床医师、护师工作时参考。

2010 年 7 月

前 言

在我国大力发展护理职业教育、培养护理专业高素质技能型专门人才的形势下,要求护理专业课程充分体现 21 世纪护理模式的特点,护理人才的培养突出以岗位能力为本位的职业教育特色。为此,我们编写本教材,以适应护理职业教育的变化和需求。

护理学导论是护理专业的一门必修专业基础课,要求引导学生较系统、全面地了解护理专业的学科体系的形成、发展、构成,掌握其独特的理论框架和科学的护理工作思想和方法,深刻理解护理作为一门独立的专业特性和重要地位,为学好以后的护理专业课程打好理论基础。

本教材共分 11 章,内容包括绪论、护理学概述、健康与疾病、卫生服务、文化与护理、需要理论与护理、系统理论与护理、压力理论与护理、护理理论、护理程序、护理思维方式和临床护理决策等。全书侧重强化护理理论与护理相关理论在临床中的应用,加强与护理临床课的联系,注意知识的衔接和配合,相互呼应。目的是提高学生的基本专业素质,为培养学生独立思考、独立解决专业问题及创造性思维能力奠定良好的基础。

本教材在每章前增加了教学目标,对基本理论、基本概念、基础知识等由低到高分为"了解、理解、熟悉、掌握"4 个层次列出;每一章结束有本章小总结及思考题,以使学生把握学习的重点并及时自我评价。

本教材可供高职、高专护理专业师生使用,也可供其他层次的护理专业师生使用。在编写过程中得到许多护理教育、护理临床专家的大力支持,在此衷心地表示感谢。限于编者的能力和水平,书中的错漏之处在所难免,恳请广大读者予以指正。

编 者
2010 年 7 月

目 录

第一章

绪　论

■■■学习目标■■■

- **掌握**　南丁格尔的事迹与贡献。
- **熟悉**　世界现代护理学的发展历程。
- **熟悉**　护理专业的发展趋势。
- **了解**　护理学的形成过程。
- **了解**　我国护理学发展的过程。

第一节　护理学的形成与发展

护理与人类的生存繁衍、文明进步息息相关,随着社会的演变、科学技术的进步而不断地发展。探讨护理学的发展演变历史,是探讨护理内涵、定义和理论的基础,能帮助我们清楚地认识护理学的今天,更好地把握未来。

一、护理的起源

自有人类以来就有护理,护理的起源包含了护理的本质属性,护理是人们谋求生存的本能和需要。远古人在与自然的搏斗中,经受了猛兽的伤害和恶劣自然环境的摧残,自我保护成为第一需要。北京猿人在火的应用中,逐步认识到烧热的石块、砂土不仅可以给局部供热,还可以消除疼痛。原始人创造了"砭石"和"石针",以之作为解除病痛的工具。当人类社会发展至母系氏族公社时代,氏族内部分工男子狩猎,妇女负责管理氏族内部事务,采集野生植物,照顾老、幼、病、残者,家庭的雏形由此产生。护理象征着母爱,初始的家庭或自我护理意识成为抚育生命成长的摇篮,它伴随着人类的存在和人类对自然的认识而发展。

二、古代的护理

医护为一体是古代护理的特点之一,被古希腊誉为"医学之父"的希波克拉底(Hippocrates,图1-1)就很重视护理,他教病人漱洗口腔,指导精神病病人欣赏音乐,调节心脏病、肾脏病病人的饮食,从现代观点看,这些都是有益于病人康复的护理。古代护理的另一个特点是受宗教影响

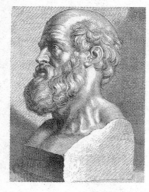

图1-1 希波克拉底

至深。在东方佛教、西方基督教支配下，救护病残者成为宗教的慈善事业。僧人、修女治救、护理病人，以怜悯、施恩的人道主义精神照顾病人，她们出于宗教的博爱、济世救人宗旨认真护理病人，而应用科学技术是有限的。正由于历史的局限性所决定，当时的医疗和护理尚无区分，只能是以自我保护式、互助式、经验式的方式存在，处于家庭护理、经验护理阶段。

三、近代的护理

由于受政治、宗教的发展及战争频繁、疾病流行的影响，中世纪的欧洲各国广建教堂、修道院及大小医院，医院的产生促使护理工作从家庭阶段发展到社会阶段，使广泛存在于亲情间的护理活动社会化、职业化，护理服务也从自助、互助、家庭式逐渐走向社会化、组织化，但由于医疗水平差，受宗教的束缚和影响，当时的护理工作多限于简单的生活照料。近代护理是在中世纪之后生物医学发展的基础上起步的。比利时人安德勒斯·维萨里（Andreas Vesalius，1514—1561年，图1-2）医生解剖尸体，用直接观察法写出了第一部人体解剖学；英国医生维廉·哈维（William Harver，1578—1675年）以实验法发现了血液循环；随之，出现了细菌学、消毒法、麻醉术等一系列医学发明和重大突破，从此近代医学开始朝着科学的方向发展，并逐步演变成为一门独立的专业，也为建立近代护理学奠定了理论基础，提供了实践发展的条件。但是与当时医学的迅猛发展相比，由于重男轻女、妇女地位下降、缺乏护理教育，以及教会的腐败产生的宗教改革、工业革命的影响等，使护理工作却仍然停留在中世纪的状况。

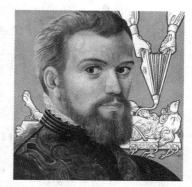

图1-2 安德勒斯·维萨里

四、现代的护理

（一）诞生

19世纪，随着科学的发展，医学的快速进步，更多的医院发展成疾病治疗的主要场所，在这些以疾病治疗为中心的医院中，大量的病人集中到医院进行诊疗工作，对护理工作的要求也发生了变化，护理工作的社会地位有所提高，欧洲开设了许多训练护士的学校，护理人员通过护士学校的培训学习，提升了护理能力，给病人更高品质的关怀照顾。最早较为正规的护士训练班是1836年由德国的牧师西奥多·弗里德尔（Fliendner）在凯撒斯威斯（Kaiserswerth）建立的，南丁格尔曾在此接受训练。

1. 南丁格尔生平

弗洛伦斯·南丁格尔（Florence Nightingale，1820—1910年，图1-3）是历史上最负盛名的护士，她对护理的贡献非常深远，被尊为现代护理的创始人。19世纪中叶，她首创了科学的护理事业，重建了军队与民间医院，发展了以改善环境卫生、促进舒适和健康为基础的护理理念等，从此护理学理论才逐步形成和发展，护理专业化才真正开始，国际上称这个时期为"南丁格尔时代"。

1820 年 5 月 12 日,南丁格尔生于父母旅行之地——意大利佛罗伦萨。其家庭为英国名门望族,她不仅从小受到了良好的教育,而且受过高等教育,精通英、德、法、意等国语言,少女时期她就表现出富有同情心、爱心,对照顾贫穷病弱、受伤病员的护理工作有极大的爱好和兴趣,而且她性格坚毅,具有开拓精神。1850年,她不顾家人阻挠,有目的地学习护理、卫生及伦理学课程,并毅然决定献身于护理事业。她力排众议,又说服母亲,慕名去了当时最好的护士培训基地——德国的凯撒斯威斯城参加护理训练班的学习,并对英、法、德、意等国的护理工作进行了考察。1853 年,在慈善委员会的帮助下在英国伦敦成立了看护所,开始了她的护理生涯。1854 年 3 月,克里米亚战争爆发,英国与法国共同派兵参加了战争,以对付沙皇俄国对土耳其的入侵。由于战地医疗条件十分恶劣,英军伤亡惨重,英军伤病员的病死率高达 50%,引起社会的极大震惊。南

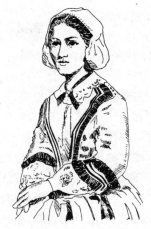

图 1-3 弗洛伦斯·南丁格尔

丁格尔得知后,立即去函当时的英国陆军大臣,表明自愿率领护士赴前线救护伤病员。1854 年10 月,南丁格尔被任命为"驻土耳其英国总医院妇女护士团团长",率领 38 名护士克服重重困难抵达战地医院,顶住医院工作人员的抵制和非难,投入忙碌的救护工作。南丁格尔带领护士们改善医院病房环境,清洗伤员伤口,消毒灭虫,以维持清洁;改善伤员膳食,以增加营养;建立阅览室和游艺室,以调剂士兵的生活;重整军中邮务,以利士兵和家中通信,兼顾伤员身心两方面的需求。入夜,她常常手持油灯巡视病房,亲自安慰那些受伤和垂危的士兵。她的积极服务精神赢得了医护人员的信任和士兵的尊敬。士兵们称颂她为"提灯女士"、"克里米亚天使"。由于她和全体护士的共同努力,在短短的半年时间内伤病员的病死率降至 2.2%(《英国百科全书》1979 年版)。南丁格尔的创造性劳动,证明了护理的永恒价值和科学意义,改变了人们对护理工作的看法,震动了全英国。

经过克里米亚战场的护理实践,南丁格尔坚信护理是科学事业,护士必须接受严格正规的科学训练,只有品德高尚、具有献身精神的人才能胜任。1860 年,她用英国政府奖励她的 44 000 英镑,在英国的圣托马斯医院(St. Thomas Hospital)创办了世界上第一所护士学校——南丁格尔护士训练学校(Nightingale Training School for Nurses),使护士接受的由学徒式的教导变为正式的学校教育,为护理教育奠定了基础,为现代科学护理事业打下了理论和实践基础。

南丁格尔以其为护理事业奋斗不息的献身精神,成为全世界护士的楷模。1910 年 8 月 13 日逝世,享年 90 岁。

2. 南丁格尔的主要贡献

(1) 开创了科学的护理专业 被公认为是现代护理事业的奠基人。南丁格尔认为护理是一门艺术,需要以组织性、务实性和科学性为基础,她明确了护理学的概念和护士的任务,以她在克里米亚的护理实践经验,对护理专业及其理论的论述,形成了护理专业学科体系的理论基础。她利用在护理和医院管理方面取得的地位,致力于护理管理、护理教育、预防医学、地段家庭护理以及红十字会的工作,为护理向正规的科学化方向发展提供了基础。并且发展了自己独特的护理环境学说,为推动国际护理事业及公共卫生事业的发展作出了重要贡献。

(2) 改革军队的卫生保健事业 通过亲自参加克里米亚战地医院工作,力排各种偏见和困难,提出许多有针对性和实用价值的改革措施,改善了伤员的医疗护理环境,极大地降低了伤病

员的病死率。

（3）创建世界上第一所护士学校　南丁格尔坚信护理是一门科学的职业，应脱离宗教色彩，护士应受到正规的专业教育，强调护理理论和人道主义观念，护士应该不分信仰、种族、贫富，平等对待每位病人。她积极推行护理改革，兴办护士学校，采用新的教育体制及方法来培养护士，使护理事业有了很大发展。

（4）从事护理研究，撰写著作　阐述她的护理理念和医院管理的思想，指导护理和护理管理工作，其代表作《医院札记》《护理札记》被译成多种文字。由于历史和战地医院工作经验的局限性，使她的理论被限制在以疾病护理为中心的阶段。

南丁格尔在克里米亚战争中救护伤员的卓越成就和牺牲精神，被国际红十字会确认为是红十字会工作的开端。为表彰她的功绩，1883年英国皇室授予她勋章；1907年，为表彰南丁格尔在医疗工作中的卓越贡献，英国国王授予她最高国民荣誉勋章，使她成为英国首位获此殊荣的妇女。1912年，国际红十字会决定设立南丁格尔奖章，作为奖励世界各国有突出贡献的优秀护士，每2年颁发一次，荣获此奖成为护士的最高荣誉。人们为了纪念她，将她的生日5月12日定为国际护士节。

（二）发展

1. 护理走向专业化的开始

南丁格尔首创了科学的护理专业以后，护理学的理论逐步形成和发展，各国护理专业组织团体成立，如在1896年美加护士会成立，1911年改为美国护士协会；1899年国际护士会成立。护理专业性刊物也发行了，如1900年《美国护理杂志》创刊，1952年《护理研究杂志》创刊等，护理学家们开始了对护理理论的探讨和研究，开始综合全面思索护理的独特性质，为护理学能成为一门独立性学科，提出了一系列的护理理论，逐步使护理工作从一个职业发展成具有专业知识和能力的专业。

2. 护理多层次的教育体制的形成

自南丁格尔创立护士学校以后，随着各国的经济、文化、教育、宗教、妇女的地位及人民生活水平的改善，对医疗护理需求的增加，护理事业得到迅速的发展。欧美许多国家的南丁格尔式护士学校如雨后春笋般建立起来，1901年约翰霍普金斯大学开设护理专业课程；1924年耶鲁大学首先成立护理学院，学生毕业可获得护理学学士学位，并于1929年开设硕士学位；1964年加州大学旧金山分校开设了第一个护理博士学位课程。护理教育体系逐步发展为能够培养高等护理人才的多层次教育体系。

3. 护理研究和护理理论的发展

由于护理教育层次的提高，一大批具有研究能力的护理临床工作者积极参与研究工作，并与其他健康保健服务人员合作，进行了许多护理临床和理论方面的研究。1955年美国护士基金会成立，为护理科研的开展提供了有力的经费支持。护理科研的广泛开展促进了护理概念的转变和护理理论的发展，改变了自南丁格尔创立现代护理学以来护理缺乏系统的护理理论指导实践的落后局面，提出了一些有独特见解的护理理论和模式。正是这些护理理论的提出，影响了世界护理的发展方向，改变了一些人否认护理是一门科学专业的偏见，提高了护理专业的地位。

4. 护理管理体制的建立

自南丁格尔以后，世界各国都应用南丁格尔的护理管理模式，规定要获得从事护理工作的能力必须经过严格、系统的专业知识的教育和训练,并通过考试注册才能具有从事护理工作的资格,从而使护理更具有了一个专业的内涵,并对护理管理者有具体的资格和角色的要求。

5. 护理专科化的发展趋势的显现

在南丁格尔时代以后的几十年的时间里,随着生物医学的发展,医院的规模、数量在扩展,医学的分科越来越细,对护士的需求越来越大,护理工作也随着医学的分科而细分成各种专科护理,如内、外、妇、儿、急诊等。随着科技及现代诊疗手段的进一步发展,护理专科化的趋势越来越明显,出现了许多掌握了专科医学知识和新医疗技术的护理工作者,她们被称为护理专家。

第二节 中国护理学的形成与发展

一、中国古代护理

祖国医学是中国几千年历史文化中的灿烂瑰宝,中医护理史是祖国医学中不可分割的组成部分,虽然我国传统医学专著中并无"护理"两字,但却有着自己独特的原则和技术。如中医治病的一个重要原则"三分治,七分养"中的"七分养"就是我们今天所说的护理,它包括改善病人的休养环境和心态,加强营养调理,注重动、静结合的体质锻炼等,这些都是中医辨证施护的精华。历代名医如华佗,他擅长外科,医术高明,且医护兼任。明代中药学巨著《本草纲目》的作者李时珍(图1-4),他虽然是著名的药学家,而他能医善护,为病人煎药、喂药,被传为佳话。我国最早的中医学经典著作《黄帝内经》中记载着"不治已病,治未病"的保健思想,强调了解、关心病人疾苦,进行针对性疏导的整体观点;还有唐代杰出医药学家孙思邈创造的葱叶去尖插入尿道,引出尿液的导尿术;明、清时代为防治瘟病而采用的燃烧艾叶、喷洒雄黄酒消毒空气和环境,用蒸汽消毒法处理传染病人的衣物等护理技术,至今仍不失其科学意义。

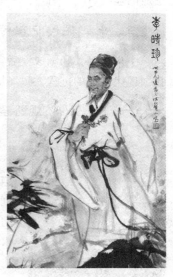

图1-4 李时珍

二、中国近代护理的发展

我国近代护理的发展是随西医的传入而开始的。1835年,在广东省建立的第一所西医医院,外国人为了利用中国的廉价劳动力,以短训班形式培训护理人员。1887年,一名美国护士在上海妇孺医院开办护士训练班。1888年,在福州成立了中国第一所护士学校,首届只招收了3名女生。那时医院的护理领导和护校校长、教师等多由外国人担任,所用护理教材、护理技术操作规程、护士的培训方法等都承袭了西方的观点和习惯,形成了欧美式的中国护理专业。

1909年在江西牯岭成立中华护士会,负责制定、编译、统一护校教材,并对全国护校注册,组织会考,颁发执照等,那时学会的理事长由外国人担任。1914年6月在上海召开第一次全国护士代表大会。在这次会议上,钟茂芳是第一位被选为学会副理事长的中国护士。直至1924年才由我国护士伍哲英接任理事长。1922年,我国参加国际护士会。1925年,中华护士会第一次派代表出席在芬兰召开的国际护士会会员国代表大会。

1921年,北京协和医院联合燕京、金陵、东吴、岭南大学创办高等护理教育,学制4～5年,其中五年制的学生毕业时被授予理学学士学位。1932年在南京创立我国第一所国立中央高级护士职业学校。1934年，教育部成立护士教育委员会，将护士教育定为高级护士职业教育，护理教育纳入国家正式教育体系。然而，在半封建半殖民地的旧中国，经过60年（1888—1948年）的漫长岁月，正式注册的护士学校只有180多所，总计培养护士3万多人，远不能满足亿万人民对卫生保健事业的实际需要。

人民革命战争中的护理事业，中国人民解放军的护理工作始于土地革命战争年代。早在1928年井冈山的红军医院，就附设有看护训练班。1931年底创立的我军第一所医校——中国工农红军军医学校，在长征之前培训看护300人；抗日战争、解放战争期间，为保障部队的战斗力，护理教育趋向正规、普及，培养了大批优秀护理人才。1941年、1942年护士节，毛泽东同志亲笔题词"护士工作有很大的政治重要性""尊重护士，爱护护士"。党和革命领袖对护理工作的重视和关怀，极大地鼓舞了我军的广大护理工作者，他们浴血奋战，艰苦创业，默默奉献，谱写了永载史册的业绩，在我国近代护理史上留下了光辉的一页。

三、中国现代护理的进程

中华人民共和国成立后，我国护理工作进入了一个新的时期，经历了坎坷不平的发展道路，我国现代护理的进程大致经历了3个阶段。

（一）护理工作的规划、整顿、发展期

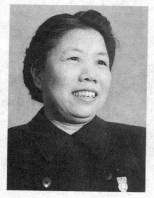

1949年10月至1966年5月，是中国成立后在党的卫生方针指引下护理工作的规划、整顿、发展期。1950年在北京召开的第一届全国卫生工作会议上，提出了发展护理专业的统一规划，将护理专业教育列为中等教育范畴，并纳入正规教育系统，由卫生教材编审委员会编写、出版护理教材。同年8月，召开了中国护士学会第十七届全国理事会，特聘中央卫生部部长李德全和全国妇联主席邓颖超（图1-5）同志为名誉理事长，学会工作从此进入了新阶段。1952年中华护理学会开始参加国际学术交流，与苏联、南斯拉夫等国和地区进行护理学术交流。1954年5月创办《护理杂志》。1958年护士学会被吸收为中国科学技术协会成员。在党和政府的关怀重视下，旧社会遗留下来的护士生活、政治待遇、发展前途等问题，得到相应的解决，充分调动了

图1-5 邓颖超

全国护士的工作热情。护理技术得到迅速发展，推行"保护性医疗制度"，创造并推广无痛注射法，创立"三级护理""查对制度"，使护理工作逐步规范化。专科护理技术有重大突破，大面积烧伤被救治存活；断肢再植成功，都代表了我国解放初期的护理专业发展水平，并为护理学从一门技艺向独立学科发展创造了条件。

（二）护理发展的停滞期

"文化大革命"期间，护理事业和其他各行各业一样遭受挫折，全国几乎所有的护校被停办、解散，护理人才培养断层；医院规章制度被废除，取消医护分工，推出"医护一条龙"，管理混乱；护理学会工作中止，专业发展受到严重干扰。但广大护理人员坚守岗位，积极参加医疗队，开展中西医结合疗法，为改善广大农村和社区群众的医疗保健工作做出了成绩。

（三）护理健康发展期

1976 年 10 月以后,特别是在党的十一届三中全会以后,改革开放政策、经济的高速发展及人民健康需求的不断提高,更加促进了护理事业的蓬勃发展。从 1983 年开始参加南丁格尔奖章的评选活动,中国第一位获得南丁格尔奖的是王琇瑛女士(图 1-6)。截至 2015 年,我国已有 73 位护理工作者获得南丁格尔奖章,迎来了建设我国现代护理发展的新时代。

1. 护理管理日趋成熟

（1）建立健全了护理指挥系统　国家卫生部于 1979 年先后颁发了《加强护理工作的意见》和《关于加强护理教育工作的意见》,从宏观上强化了对护理专业的管理,加速了现代护理学的发展进程。1982 年卫生部医政司成立城市护理处;各医院重建护理部;进一步建立、健全护理规章制度及护理质量标准。

（2）建立了晋升考核制度　1979 年国务院批准卫生部颁发了《卫生技术人员职称及晋升条例(试行)》,明确规定了护理专业人员的技术职称,并规定了护士晋升考核的具体内容和方法,使护理专业具备了完善的护士晋升考核制定。这一重大举措,对提高护士的社会地位,改变护士的知识结构,构建具有我国特色的现代护理专业,有极其重大的意义。

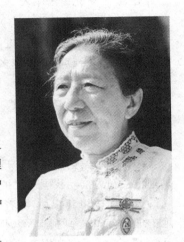

图 1-6　王琇瑛

（3）加强护理立法　为保障护士权益,使护理管理工作走上法制化的轨道,实施了护士执业考试和执业注册制度。1993 年 3 月 26 日卫生部颁发了我国第一个关于护士执业和注册的部长令和《中华人民共和国护士管理办法》,1995 年 6 月全国举行首届护士执业考试,凡在我国从事护士工作的人员,必须通过考试合格获执业证书方可申请注册。国务院 2008 年公布实施的《护士条例》,有效保障了护士的合法权益,严格规范了护士的执业行为,强化了医疗卫生机构的职责,建立了护士执业准入制度,首次从立法层面维护护士的合法权益,明确护士义务,规范护理行为,是促进护理事业发展的重要举措。

2. 护理教育体制逐步健全

1984 年 1 月,教育部、卫生部联合召开了全国高等护理专业教育座谈会,提出积极开展多层次、多规格的护理教育要求;1985 年批准北京医科大学等 11 所医科大学设置护理本科专业,学制 5 年,毕业生授予学士学位。同时,中等护理教育也得到加强,狠抓人才培养,充实扩大护理队伍。大专护理、护理继续教育应运而生,形成了中专、大专、本科、研究生、博士生 5 个层次的护理教育体系,并且还注意开展成人学历教育和继续护理学教育。1997 年,中华护理学会在无锡召开继续护理学教育座谈会,制定了相应的法规,从而保证了继续护理学教育走向制度化、规范化、标准化,护理教育模式的转变带来护士知识结构的改善,一批知识品位较高的学科带头人正在茁壮成长,促进了护理人才的培养,推动了护理学科的发展。

3. 临床实践不断深化

现代医学模式和新的健康观念对护理理念产生了深刻影响,丰富了护理工作内涵。树立以病人为中心的整体护理理念,以保障病人安全和诊疗效果为目标,满足病人身心健康需求提供优质护理服务已成为我国临床护理工作发展的方向。随着医学科学的进步和高新技术在诊疗工作中的运用,临床护理专业技术水平显著提高,护理在急危重症、疑难症病人的救治方面发挥着重要作用。为满足人民群众的健康服务需求，护理服务不断向家庭、社区延伸，家庭护理、临终关怀、老年护理、日间病房等多样化的社区护理服务有所发展。护理理念的重要变化带来护理功能的拓展，身心结合的整体护理、责任制护理在逐步展开，应用护理程序的方法主动为病人提供护理服务，实施以人为中心的整体护理，护理工作的内容和范围不断扩展，护理人员的专业水平日益提高，器官移植、显微外科、大面积烧伤、重症监护、介入疗法、基因治疗等专科护理、中西医结合护理、家庭护理、社区护理等迅猛发展，呈现出一派生机和活力。

4. 护理研究逐渐深入

1977年9月，《护理杂志》复刊，1981年改名为《中华护理杂志》，同年4月，该杂志与国外护理期刊交流。其他如《护士进修杂志》、《实用护理杂志》等几十种护理期刊相继创刊，护理教材、护理专著和科普读物越来越多。1993年，中华护理学会第21届理事会在北京召开首届护理科技进步奖颁奖及成果报告会，并宣布"护理科技进步奖美德标准"及每2年评奖一次的决定。护理研究走上一个更高的台阶。1985年，中国护理中心建成，进一步取得了WHO对我国护理学科发展的支持，对我国现代护理学的研究和发展起到了推动作用。

5. 学术交流日益繁荣

中华护理学会和各地护理学会成立了学术委员会和各护理专科委员会，以促进学术交流。护理学会在为推动我国现代护理学的发展，加速人才培养，开展国际护理学术交流等方面作出了新的贡献。1980年以后，随着改革开放的不断深入，国际学术交流日益增多，中华护理学会及各地护理学会多次举办国际学术会议、研讨会等，并与多个国家开展互访交流和互派讲学，提供相互学习、交流、了解和提高的机会。

回顾护理发展史，我们认识到护理是人类的一项崇高事业，激励我们奋发进取，做有追求、有学问、有创造精神的跨世纪的护理事业接班人，为现代护理学的发展作贡献。

第三节　护理学的发展趋势和展望

一、国际护理发展趋势和展望

世界经济、社会的全球化发展，以及知识的更新、观念的变化，正以前所未有的速度和程度影响着人类生活的各个方面，与人类健康密切相关的护理业也受到巨大的影响。护理学科与其他学科一样，无论是形式还是内容都发生了深刻的变化，其理论研究和护理实践的复杂性增加。在一些具有战略发展眼光的先进国家中，随着护理教育水平不断提高，护理研究深入、广泛地开展，不仅其理论研究取得了丰硕成果，而且临床运用也受到了普遍认同，护理知识体系得到不断的完善和扩展，促使护理专业迅速发展。

（一）护理学科专业化发展水平明显提高

20世纪后期，世界护理进入了一个加速专业化的发展阶段，其鲜明的标志是许多国家兴起了高级护理实践活动。随着诊疗技术的不断发展和医学分科的日益细化、公众健康及临床保健的迅速发展，必然需要在某一专科领域具备较高水平和专长、能独立解决专科护理工作中疑难问题的专科护士（speciality nurse）；需要专门从事社区护理及预防保健服务的社区护士和公共卫生护士；需要经过专门训练的、接受了某一护理实践领域的高等教育、并且有了一定的临床经验的、能够独立地或与他人合作进行工作的开业护士(nurse practitioner)。如美国护理专业化的快速发展对改进医疗服务质量、缩短住院日、降低住院费用、减少并发症发挥了积极作用,并对其他国家培养和设立专科护士、临床护理专家(clinical nurse specialist, CNS)产生了极大的影响。这一世界性的崭新护理实践推动了护理学科的知识和技术向更加先进、复杂、综合化发展,并在一定程度上与传统的医疗技术融合,护理专业的理论体系和实践性质更加独立,社会公众清晰地看到并承认护理学科在人类健康维持和增进中的巨大功能和经济价值。

(二)护理教育层次高、护理课程设置科学

许多发达国家护理教育起点高,体系完善,方式灵活,护理课程设置科学、合理,适应了现代社会发展的要求,体现了全新的护理教育理念。而高级临床护理实践活动对护理人员的教育准备、专业化程度和终身持续学习提出了更高要求,推动了护理研究生教育由培养护理教师、护理管理者为主转向培养临床专科护士为主。通过提供给学生现代护理知识、护理最新进展,以提高护士工作能力,并以此提高护理水平和质量,培养专科护理人员。硕士学位的学习以加强训练护理人员教育和行政管理技巧及专业临床实践技能为重点,培养护理教育、护理管理、护理科研、临床护理的高级护理人员。而博士学位的学习又分为两个不同方向,一为护理学博士方向,强调护理理论的实际应用研究及临床研究,旨在加强临床与科研的关系,以护理科研引导护理实践;另一为哲学博士方向,侧重于护理科研与理论的研究。

(三)护理人员角色多元化发展趋势

1. 卫生保健的重要力量

护理的职能从单纯的护理病人延伸到预防疾病、维持健康的更广阔的领域,这既是时代的挑战,也是护理专业本身发展的要求。当前世界医疗卫生事业发展的趋势,已由以医疗为主转变为更加重视预防和保健工作。世界银行在1993年的世界发展状况报告中指出"大部分初级卫生保健工作应该由护士和助产士承担,在未来的一段时间里,这种趋势将逐渐扩大……"。护理工作在医疗保健方面日益显示其特有的作用。护士已经开始走出医院,面向社会,关注每个人和每个人群的健康状况,围绕健康的生理、心理、社会三方面开展工作,为社区老人、妇女、儿童、慢性病病人等重点人群提供诸如中老年人保健、妇幼保健、青少年保健、慢性病护理、职业病防治、疾病普查、心理咨询等健康保健服务,并开放家庭病床、满足院外病人的基本治疗和护理需求;护理人员还要与医生、社区公共人员、社会性工作者共同合作,开展社会卫生服务。

2. 健康教育的主要力量

近几十年来健康教育越来越受到高度重视,被认为是卫生保健不可缺少的一个方面。许多发达国家都把健康教育作为护士的一项基本职业要求。美国要求注册护士把为病人提供必要的医疗知识、指导其促进康复作为主要工作任务之一;英国把培养护士健康教育技能作为继续教育的主要内容;日本更重视把病人对保健服务的满意率作为评价护理质量的标准。随着护理服务领域不断地拓展和延伸,护士在健康教育中将发挥更重要的作用。

3. 为危重病人提供高质量、高技术的护理

随着现代化科学技术应用于医学和护理,促使医学及护理学向微细、快速、精细和高效能发展,促进临床护理向现代化方向发展。护理岗位的知识技术含量大大增加,如各种电子监护仪的使用、ICU的发展,使临床病情观察和危重病人的监护技术向微细、精确的方向发展,从而使护理

工作能及时、准确地为疾病的诊断、治疗提供依据。为危重病人提供高质量、高技术护理仍是护士的重要任务。

（四）重视人文科学在护理实践中的应用

护理实践中体现出现代护士人文观和人文精神，在发达国家护士高度文明与敬业的精神，体现在她们对工作极端负责，尊重人的价值和尊严，尊重病人的权利，言语行为中浸透着对病人的爱及诚实的品格，能真正运用护理程序的工作方法去思考问题和解决问题。她们不但考虑病人生理、病理方面的变化，更注重病人心理、精神、情感的变化，为人的生、老、病、死全过程构筑连续性的无缝隙护理服务，诠释了护理专业"以人为中心"的关怀、照顾的核心内涵。

二、中国护理

随着我国经济发展，人民生活水平的显著提高，广大民众对生活的质量、健康的水平有了更高的要求，对医疗卫生服务的需要也随之增加，服务对象需求的变化必然对医疗护理工作产生重要影响。护理工作作为卫生事业的重要组成部分，对于促进经济社会发展、维护和提高人民群众健康水平等方面必然要与时俱进，专业不断地发展和提高，才能发挥其重要的作用。

卫生部发布《中国护理事业"十二五"发展规划纲要》（《纲要》）表示到2015年将通过开展试点，探索建立针对老年、慢性病、临终关怀患者的长期医疗护理服务模式，发展老年护理、临终关怀等服务，扩大护理服务领域，加快护理产业发展。

（一）护士队伍发展壮大，护理人力资源结构不断优化

1. 护士数量迅速增加

根据卫生部2009年医疗质量万里行活动对全国28个省（区、市）280所医院的调查，医院普通病房床护比平均为1∶0.41，其中省、部级医院普通病房平均床护比为1∶0.44。临床护士人力紧缺的状况正在逐步扭转。

《纲要》表示"十二五"期间将解决医护比例倒置问题，预计到2015年底全国注册护士总数达到286万，每千人口注册护士数为2.07个，全国职业医师与注册护士比达到1∶（1～1.2）。

2. 整体素质和技术水平逐步提高

根据注册护士信息库数据，大专以上学历层次的护士达到51%。此外，各地近几年普遍加强了护士的"三基三严"训练，同时通过对ICU、急诊急救等专业护士的规范培训，促进护士的专业化发展，提高了护士的技术水平。

未来卫生部还将建立专科护理岗位培训制度。根据《纲要》要求，争取到2015年在全国建立10个国家级重症监护培训基地，10个国家级急诊急救护理技术培训基地，5个国家级血液净化护理技术培训基地，5个国家级肿瘤护理专业培训基地，5个国家级手术室护理专业培训基地，5个国家级精神护理专业培训基地。"十二五"期间为全国培养2.5万名临床专科护士。

3. 合同制护士的待遇正在逐步改善

《护士条例》颁布实施后，部分省、自治区、直辖市在保障合同制护士权益、稳定护士队伍方面提出了明确的管理措施。根据卫生部2009年医疗质量万里行活动的检查，大部分省部级地区已经实现了合同制护士与在编护士同工同酬，对护士队伍的稳定发展起到了良好的作用。

(二)建立专业实践标准,提高护理实践水平

护理是一门应用性学科,提高护理实践水平是提高护理质量的一个重要环节,实现我国医疗改革目标的重要措施,是持续改进医疗质量、构建和谐医患关系的客观要求,是护理专业和护理行业发展的迫切需要。而以护理学科理论知识为基础、综合护理实践经验而形成的专业实践标准,具有技术性、规定性和可操作性,是护士工作的指南。因此,制定国家护理实践标准,按标准实施,依标准管理,是规范护士工作行为、提高护理质量的一个重要环节。国务院2008年公布实施的《护士条例》,有效保障了护士的合法权益,严格规范了护士的执业行为,强化了医疗卫生机构的职责,建立了护士执业准入制度,首次从立法层面维护护士的合法权益,明确护士义务,规范护理行为,是促进护理事业发展的重要举措。

(三)强化科学管理,加速护理专业化进程

1. 根据需要设立发展专业化护士角色

随着中国医疗技术的发展、人口老龄化、人们对医疗保健服务需求的提高、科学技术的发展,越来越多的新理论、新知识、新技术运用到了护理领域,中国护理必然走向专业化。根据社会、临床需要设立和发展专业化护士,统一对"专业化护士""专科护士""护理专家""临床护理专家"等概念内涵的认识,如设立颇具专业化特色的糖尿病护士、WOC护士、静脉管理护士,在改善医疗护理质量、提升护理专业水平、降低医疗护理缺陷和医疗纠纷、促进医患和谐、提高病人满意程度等方面必然将发挥积极的作用。

2. 强化护理专业内部的管理和领导力

护理管理的科学化程度越来越高,护理的标准化管理将逐步取代经验管理。这就要求现代护理管理者应具有更高的文化层次和能力,主要的能力要求有组织能力、决策能力、判断能力、分析能力、指挥能力、协调能力、创新能力等。要求护理管理人员的知识结构应是"T"型,这种"T"型模式包括纵向知识结构与横向知识结构。纵向知识结构,指的是管理学知识,如护理管理学、行为科学、电子计算机理论、系统论、信息论等;横向知识结构,指的是管理所涉及的有关知识,如医学、社会科学、政治经济学、卫生经济学、心理学、伦理学等。

发挥护理专业协(学)会在规范专业化护士的培训与教育、能力评估、资格认证、实践合法化方面发挥管理和领导作用,统一对"专业化护士""专科护士""护理专家""临床护理专家"等概念内涵认识。

(四)积极发展护理教育,完善我国护理教育体系

1. 提高护理教育层次,完善我国护理教育体系

时代要求护理人员无论在知识上、技术上还是个人修养上都具有更高的素质,具有高学历、多学科知识和较强技能的护士,才能够适应时代的发展。为了适应时代发展对人才的需求,我国高等护理教育发展很快,护理学士学位教育起步多年,尤其近二十年来本科和研究生教育的比重不断加大,但仍难以满足人民群众健康的需求。我国的护理教育应根据我国实际情况,以大力发展高等职业教育为主,加快发展护理本科教育及研究生教育,使之形成科学合理的护理教育体系

2. 改革护理教育课程设置

我国护理教育尚处于从医疗专业模式向护理专业模式的转化过程中,构建适应现代护理模

式的护理教育课程体系，是我国护理教育改革的重要方面。我国护理课程尚存在着缺乏护理学科特点，各课程间内容重复交叉、烦琐陈旧等问题，借鉴国外护理教育经验，我们迫切需要将以疾病护理为重点转向以健康促进、疾病预防及疾病护理为中心的护理教育轨道上来，增加实践课程比重，注重培养学生评判性思维，使护理教育课程真正为教育目标服务，真正为临床护理实践服务。

（五）加强临床护理工作的管理，深化"优质护理服务示范工程"工作

以加强基础护理为切入点，通过分工方式、排班模式、绩效管理、护理管理的变革，达到提供满意护理服务、减少病人自聘护工数量、加强病房管理、保证医疗安全的目标。践行全心全意为人民健康服务的宗旨，落实医改各项重点工作任务，改善医院服务质量、惠及广大病人，将时间还给护士，将护士还给病人，真正做到"病人满意、社会满意、政府满意"。

1. 病人满意

临床护理工作直接服务于病人，通过护士为病人提供主动、优质的护理服务，强化基础护理，使病人感受到护理服务的改善，感受到广大护士以爱心、细心、耐心和责任心服务于病人的职业文化，感受到护理行业良好的职业道德素养和高质量的护理服务。

2. 社会满意

通过加强临床护理工作，夯实基础护理服务，在全社会树立医疗卫生行业全心全意为人民服务的良好形象，弘扬救死扶伤的人道主义精神，促进医患关系更加和谐。

3. 政府满意

深化医药卫生体制改革是党中央、国务院的重要战略部署，是惠及广大人民群众的民生工程，通过提高人民群众对护理服务的满意度，实现医药卫生体制改革惠民、利民的总体目标。

《纲要》表示到2015年将通过开展试点，探索建立针对老年、慢性病、临终关怀病人的长期医疗护理服务模式，发展老年护理、临终关怀等服务，扩大护理服务领域，加快护理产业发展。此外，未来还将鼓励社区卫生服务机构和乡镇卫生院对适合在家庭条件下进行护理的病人提供居家的长期护理服务，并加强社会养老机构内设医务室的规范化建设，进一步明晰医务室的功能定位、服务范围、人员和设备配备等要求，鼓励养老服务机构与当地医疗卫生机构建立长期合作关系，为养老机构的老年患者提供医疗护理服务。

（六）加强护理研究，促进学科发展中的标准化和法制化

护理研究的广泛开展将促进护理理论的不断完善，进一步指导护理实践，是保证知识更新和发展的手段，是提高公众健康水平的一个不可缺少的研究领域。其研究内容不仅涉及行为健康、症状控制、病人及家属对疾病治疗及预防的认识等各个方面，还应注重服务内容、服务技能、服务质量评价等的标准化和规范化。以达到护理质量的控制与管理；实现护理资源的最优化配置；实现医院和社区护理服务间连续整合的护理模式，提高护理服务的便利性和兼容性；便于护理岗位职能的界定与描述，有利于护理人才的培养与利用。因此，在护理学科的研究中更应注意通过循证手段，结合我国传统的中医护理特点，借鉴其他学科理论知识的基础上探索新的知识，丰富和发展适合我国国情的护理学科知识体系，形成具有中国特色的护理理论和技术方法，将护理学科发展与建设逐步纳入标准化、科学化的轨道，使之更加有序和科学地发展。

积极推进护理立法，加强护理服务的法制化进程.才能确保护理学科的理性发展，减少人为

因素的影响。2008年5月实行的《护士条例》是我国第一部专门的护理行政法规,在我国的护理立法进程中具有深远的意义。但这仅仅是护理立法的第一步,需要不断完善和提高护理法律等级,才能更好地规范护理行为,保障护士的权利和义务.促进护理专业健康发展。在立法方面,《纲要》表示还将争取在"十二五"期间启动《护士法》的调研起草工作,到"十二五"末建立完善护士队伍准入、执业管理、培训、考核、晋升和职业发展的基本制度框架,为稳定和发展护士队伍提供保障。争取在《护士条例》实施的基础上,于2015年启动《护士法》的调研起草工作。

▚▚▚▚ 本章小结 ▚▚▚▚

南丁格尔首创了科学的护理事业,发展了以改善环境卫生、促进舒适和健康为基础的护理理念等,1860年,她在英国的圣托马斯医院创办了世界上第一所护士学校,从此护理专业化才真正开始,护理学理论才逐步形成和发展,南丁格尔是现代护理的创始人。

我国古代医、药、护不分。我国近代护理的发展受西医护理的影响很大。1835年,外国人在广东省建立了第一所西医医院,并以短训班形式培训护理人员。1888年,在福州成立了中国第一所护士学校。新中国成立后,我国护理工作进入了一个新的发展时期,特别是在党的十一届三中全会以后,改革开放政策、经济的高速发展及人民健康需求的不断提高,更加促进了我国护理事业的蓬勃发展,护理管理日趋成熟,护理教育体制逐步完善,护理科研广泛开展,我国护理事业进入一个新的历史发展阶段。

随着社会经济发展,人民生活水平的显著提高,广大民众对生活的质量、健康的水平有了更高的要求,对医疗卫生服务的需要也随之增加,必然对医疗护理工作提出更高的要求,也必将推动护理研究、护理实践更加深入、广泛地开展,护理教育结构的合理化,护理人员角色的多元化,护理管理科学化,护理工作社会化、国际化的进程,必将为全人类的健康事业作出重要贡献。

▚▚▚▚ 思考题 ▚▚▚▚

1. 南丁格尔对护理学的主要贡献是什么?
2. 现代护理学发展的历程是怎样的?
3. 学习护理学的发展史,对你今后从事护理专业有何启示?
4. 结合护理专业的发展趋势讨论与自己专业选择、专业学习与职业规划的关系。

(周庆华)

第二章

护 理 学 概 述

■■■■ **学习目标** ■■■■

掌握 护理学的性质及范畴。

掌握 护理学及其基本概念。

熟悉 护理学 4 个基本概念，掌握人、环境、健康和护理的关系。

熟悉 医学模式的概念和特点及其对护理专业的影响。

理解 护理学的基本概念对护理工作的重要指导价值。

熟悉 护理专业的特征、护理专业护士的角色。

熟悉 专业护士的特征、专业护士的素质要求及资历要求。

了解 护理服务方式、各种护理工作方式的优缺点。

第一节 护理学的性质、范畴和目标

一、性质

护理学（nursing science）是以自然科学和社会人文科学理论为基础的综合性应用科学。结合了自然科学和社会科学理论，来研究维护、促进和恢复人类健康的护理理论、知识、技能及发展规律。它是一门实践性较强的学科，形成自己独特的理论体系和实践范畴。护理是一门专业，护理是一门科学，也是一门艺术。

护理学包含了自然科学内容，如生物、物理、化学、解剖学、生理学、病理学、微生物学等知识，使护士能观察与分辨护理对象的生理与病理变化，以提供准确的护理。

为了更好地了解和服务于人的防病治病，还必须包括人文及社会科学知识，如语文、哲学、美学、社会学、心理学、伦理学和美学等，使护士能在全面认识人与社会、环境与健康的基础上，为护理对象提供身心的、整体的护理服务。

二、范畴

护理学属于生命科学范畴，它包括理论和实践两大范畴。随着护理理论研究和护理实践的不断深入，护理学的范畴也在不断地拓展与变化。

（一）理论范畴

护理学的理论范畴（theory scope）包括以下方面的内容。

1. 研究对象

护理学的研究对象是在一定历史条件下的护理实践基础上形成的，并随着专业认识、学科的发展而不断变化的，经历了从以疾病为中心阶段到以病人为中心的阶段，又发展到以人的健康为中心的阶段；从研究个体的、生物的人向整体的、社会的人转化。但护理学的研究对象在一定的历史时期具有相对的稳定性。

2. 理论体系（theory framework）

从南丁格尔建立护理理论至今，为适应生物-心理-社会医学模式，产生了许多新的护理理论和护理模式，如奥瑞姆的自理模式，罗伊的适应模式，纽曼的健康系统模式等。随着护理实践新领域的开辟，必将产生更多的护理新理论。

3. 分支学科（branch subject）与交叉学科（cross subject）的形成

随着现代科学的高度分化和广泛综合，护理学与自然科学、人文科学、社会科学等多学科相互渗透、相互促进、相互借用，形成了护理分支学科如老年护理学、急救护理学、社区护理学等，护理交叉学科如护理心理学、护理管理学、护理教育学等。

4. 与社会发展的关系

研究护理学在社会中的作用、地位和价值，研究社会对护理学的影响及社会发展对护理学的要求等。如疾病谱的变化要求在护理工作中广泛开展健康教育；信息网络化的发展使护理工作效率得到提高；人口结构的改变促使社区护理的迅速发展。

（二）实践范畴

护理学的实践范畴（practice category）很广，随着社会的发展、学科的研究不断深入，护理的实践范畴日益广泛，根据护理工作的内容包括以下几个方面。

1. 临床护理

临床护理（clinical nursing）服务的对象是病人，其内容包括基础护理和专科护理。

（1）基础护理（basic nursing） 是各专科护理的基础，依据病人生理、心理特点和治疗、康复的需求，运用护理学的基本理论、基本知识和基本技能，满足病人的基本需要。如休息、排泄的护理等。

（2）专科护理（specific nursing） 以护学及相关学科理论为基础，结合各专科病人特点及诊疗要求，为病人提供身心整体护理。如各专科护理常规、急救护理、康复护理等及专科护理技能。

2. 社区护理

社区护理（community nursing）的对象是一定范围内的居民和社会团体。它是以临床护理的理论知识和技能为基础，以整体观为指导，结合社区的特点，深入到社区、家庭、学校、工厂、机关，通过健康促进、健康维护、健康教育、管理协调等，改变人们的健康观念，帮助人们实践健康的生活方式和活动，最大限度地发挥机体的潜能，提高全民健康水平。

3. 护理管理

护理管理（nursing administration）运用管理学的理论和方法，对护理人员、技术、设备、信息等要素进行计划、组织、指挥、协调和控制，以确保护理服务正确、及时、安全、有效，提高护理工作的效率和质量。

4. 护理教育

护理教育(nursing education)一般分为基本护理教育(中专教育、大专教育、本科教育)、毕业后护理教育(岗位培训、研究生教育)、继续护理教育(对从事实际工作的护理人员，提供以学习新理论、新知识、新技术、新方法为目的的终身性在职教育)。

5. 护理研究

护理研究(nursing research)是用科学的方法探索未知，回答和解决护理领域的问题，直接或间接地指导护理实践的过程。

三、目标

护理的目标是在尊重人的需要和权利的基础上，提高人的生命质量，它通过"促进健康，预防疾病，恢复健康，减轻痛苦"来体现。

(1) 减轻痛苦(relieve pain)　减轻个体和人群的痛苦是护士所从事护理工作的基本职责和任务。

(2) 维持健康(keep health)　在维持健康的护理活动中，护士通过一系列护理活动帮助服务对象维持其健康状态。

(3) 恢复健康(recover health)　恢复健康是帮助人们在患病或有影响健康的问题后，改善其健康状况。

(4) 促进健康(promote health)　促进健康是帮助人群获取在维持或增进健康时个体所需要的知识及资源。促进健康的目标是帮助人们维持最佳健康水平或健康状态。

第二节　护理学的基本概念

现代护理学包含了4个基本概念：人、健康、环境和护理。这4个基本概念组成了护理的宗旨。对这4个概念的研究和描述构成了护理学的基本要素和总体理论框架，影响着护理学研究领域，决定着护理实践的任务和方向。

一、人

护理是为人的健康服务的，护理学研究的对象是人，人是护理专业中最为关注的因素。对人的认识是护理理论与实践的基础和核心，决定和影响了护理理念的发展。

1. 人是一个统一的整体

人是一个由各种器官、系统组成的生物有机体，具有生物意义的完整功能。更重要的是，人是有意识、有情感，具有社会属性的人。人是生理、心理、社会、精神和文化的统一体。因此，人既具有生物属性，又具有社会属性。因此，人具有生物和社会双重属性。在这4个概念中，人是护理实践的核心，由人的概念可以引出其他3个概念。

2. 人是一个开放系统

人生活在复杂的自然和社会环境中，人的生命活动的基本目标是保持机体的平衡。这种平衡包括机体内部各子系统间的平衡以及机体与环境(包括内环境和外环境)间的平衡。不断地与周围环境进行物质、能量和信息的交换。人既受环境的影响，又可以影响环境；既可适应环境，又可改造环境。

护理的主要功能是帮助个体调整其内环境,去适应外环境的不断变化,以获得并维持身心的平衡(即健康状态)。强调人是个开放系统,与环境持续互动。在进行护理时若想维持机体的平衡,就不能只关心机体各系统或器官功能的协调平衡,同时还应注意环境中的其他人、家庭、社区甚至更大的群体对机体的影响,只有这样,才能使人的整体功能更好地发挥和运转。

3.人有基本需要

人的基本需要是指人为了维持身心平衡及求得生存、生长与发展,在生理上与精神上最低限度的需要。人生要经历许多发展阶段,每个人在成长发展过程中有不同的需要,而许多因素可在不同程度上影响人需要的满足,如生理因素、情绪因素、知识因素、环境因素、社会因素等。当人的基本需要得不到满足时,就会出现机体的失衡,影响身心健康,甚至威胁生命。护理是一个帮助人、为人的健康服务的专业。护理的功能就是帮助护理对象,满足他们的基本需要,维持或恢复身心健康,达到促进健康预防疾病的目的。

4.护理中人的范围

护理中人的范围(range of client in nursing practice)包括个人+家庭+社区+社会。

随着护理学科的发展,其专业的服务范畴与服务内容都在不断地深化和扩展,护理的服务对象也从单纯的病人扩大到了健康的人。人是家庭的组成部分,而家庭又是社会的组成部分,因此从这种意义上来看,护理中的人包括个人、家庭、社区和社会4个层面。护理的最终目标不仅是维持和促进个人高水平的健康,而且更重要的应是面向家庭、面向社区,最终提高整个人类社会的健康水平。

人具有独特性,每个人都是独特个体。不同的人、不同的个体、不同的群体和社区,都有其独特的思想、情感、动机和需要,有权利和责任拥有适当的健康状态。因此,要求护士在尊重人的基础上提供的是个体化的专业服务。

5.人有自我概念

人有自我概念是指一个人对自己的看法、个人对自己的认同感,是个人身心健康的必需的要素,它可以影响个人的思想、行为及个人的抉择。有良好的自我概念的人能更好地建立良好的人际关系,即使面对挫折也能更好地应对,树立信心。自我概念由四部分组成,即:身体心像、角色表现、自我特征和自尊。

(1)身体心像(body image) 是指个人对自己身体的感觉和看法。个体是通过认识自己的外表、身体结构和身体功能形成对身体心像的内在概念的。

(2)角色表现(role performance) 角色是对一个人在特定社会系统中一个特定位置的行为要求和行为期待。如果个人因能力有限或对角色要求不明确等原因而不能很好地完成角色所规定的义务时,挫折与不适感便油然而生,其结果便是负向的自我概念。

(3)自我特征(personal identity) 是个人对有关其个体性与独特性的认识。如:姓名、性别、年龄、种族、职业、婚姻状况、教育背景、信念、价值观、性格、兴趣等。自我特征以区别个人和他人为目的。

(4)自尊(self-esteem) 指个人对自我的评价。若个人的行为表现达到了别人所期望的水平,受到了家人或对其有重要影响的人的肯定和重视,其自尊自然会提高。

二、健康

(一)定义

世界卫生组织(WHO)1946年提出的健康(是指没有躯体疾病和身体缺陷,还要有完整的生理、心理状态和良好的社会适应能力）是目前生物-心理-社会医学模式下被人们普遍接受的健康定义。它强调健康的要素包含了身心、社会等多方面的良好状态，同时也要求人与环境的统一和谐，即人与环境的动态平衡过程。

（二）人的健康是一个动态过程

维持健康的基本条件是人的多层次需求得到满足，机体则处于平衡和协调状态。但是，人是生活在不断变化着的环境中的，人的健康状态受多方面因素的影响，有生物因素、心理因素、社会因素、生活方式和环境等多方面。若人的稳定状态遭到破坏，失去了与内外环境的平衡，人的健康就会受损，发生疾病甚至死亡。护理的目标就是促进人类健康向完好的方向发展。

三、环境

环境是指围绕在人们周围所有因素的总和，是人类赖以生存和发展的社会和物质条件的综合体。人类的一切活动都离不开环境。人的健康与环境状况息息相关。环境分为内环境和外环境。内环境是指人的生理和心理；而外环境指生态环境、人文社会环境等。

1. 环境与人相互依存、相互作用

人类以环境为载体，在一定的环境空间存在，人类的活动总是同其周围的环境相互作用、相互制约和相互转化。人生活在环境中，既受环境的影响，又可以影响环境；既可适应环境，又可改造环境。当人类的行为遭到环境的报复而影响到人类本身的健康、生存和发展时，人类就不得不调整自己的行为，以适应环境所能允许的范围。

2. 环境影响人的健康

随着现代社会科技的发展，人类对环境的开发、利用能力得到很大的提高。然而人类的主观需求和有目的的活动，同环境的客观属性和发展规律之间，不可避免地存在着矛盾，环境对人类健康的影响也越明显。过度的开发就必然会遭到环境的报复和惩罚，不利于人类生存的环境问题就会随之发生，环境质量的优劣不断影响着人类的健康。护理人员应掌握有关环境与健康的知识，通过健康教育增强民众的环保意识，做环境保护的卫士，使环境向着有利于人类健康的方向发展。

四、护理

（一）概念

1. 定义

护理（nursing）一词来源于拉丁文"nutricius"，原意为哺育小儿，它包含保护、养育、供给营养、照顾等。对护理的定义，纵观护理发展历史，其概念和内涵随着其理论研究和临床实践的发展，逐步从简单的"照料、照顾"向纵深方向拓展和延伸。不同时期、不同国家、不同学者（或组织）以不同方式阐述了护理的概念。

南丁格尔认为护理是一种艺术和科学的结合。1966年，弗吉尼亚·亨德森（Virginia Henderson）认为：护理是诊断和处理人类对现存的和潜在的健康问题的反应。美国护士协会在1980年又将护理定义为：护理是诊断和处理人类对存在的或潜在的健康问题所产生的反应的科学。

1993年,我国卫生部颁布的《护士管理办法》中规定了护士作为护理专业技术人员,在执业中"应当正确执行医嘱,观察病人的身心状况,对病人进行科学的护理",同时,"护士有承担预防保健工作、宣传防病治病知识、进行康复指导、开展健康教育、提供卫生咨询的义务。"

2. 内涵

护理的内涵随着医学科学的日益发展而不断拓展,然而护理所特有的内涵及核心思想却始终未变。

(1)照顾　护理所关注的是受病痛折磨的、最需要关怀和照顾的人。我国首届南丁格尔奖章获得者王琇瑛说:"病人无医,将陷于无望;病人无护,将陷于无助。"这句话对护理工作内涵给予了很好的诠释。照顾护理对象是护理永恒的主题。

(2)人道　护理专业是在尊重人的需要和权力的基础上,改善、维持或恢复人们所需要的生理、心理健康和在社会环境变化中的社会适应能力,合理调整人与人、人与社会、人与自然之间的关系,达到预防疾病、提高健康水平的目的。

(3)帮助　护理的专业实践是护士以自己的专业知识、技能与技巧为护理对象提供帮助与服务,如对老幼病残者的照顾,维护病人的身心健康,满足人类生、老、病、死的护理需求等。

(二)护理概念的发展演变

现代护理发展以来,由于医学模式的转变,护理实践的拓展,护理理论的丰富和成熟,护理概念也在不断变化和发展。这种变化可概括为3个阶段。

1. 以疾病为中心阶段

人们对健康的认识是没有疾病就是健康,认为只有生物学的原因会引起疾病,从而形成了生物医学模式。护理的基本理念和临床实践深深地受其影响,护理的重点是协助医生诊断和治疗疾病。此期护理的特点:①护理已成为一门职业,护士从业前需经过专门的训练;②护理从属于医疗,护士是医生的助手,护理的主要内容是执行医嘱和各项护理技术操作;③护理只是协助医生消除病人身体上的病症,忽视人的整体性。

2. 以病人为中心阶段

随着经济、医学、科技的发展,人们形成了新的健康观,1977年美国医学家恩格尔提出生物-心理-社会医学模式。从此,护理的指导思想也逐步从以疾病为中心转向以病人为中心,护理内涵也从传统的执行医嘱逐步转移到应用科学的护理程序的工作方法为服务对象实施身心的整体护理。此期护理特点:①强调护理是一个专业,护理学的知识体系逐步形成;②以病人为中心,实施生理、心理及社会多方面的整体护理;③护理人员应用护理程序的工作方法解决病人的健康问题;④护士的工作场所主要在医院内,护理的服务对象主要是病人。

3. 以人的健康为中心阶段

随着社会的发展,人们对健康认识的加深,对保健的需求日益增加;而与人类生活方式和行为有关的疾病如心脑血管病、恶性肿瘤、意外伤害等成为导致死亡的主要因素;1977年WHO提出"2000年人人享有卫生保健"的战略目标成为各国卫生保健人员努力的方向。此期护理特点:①护理学已成为综合自然、社会、人文科学知识的、独立为人类健康服务的应用学科;②护理的工作任务由护理疾病转向促进健康,工作对象由病人扩大为全人类,工作场所由医院走向到社区;③护理人员的工作方法仍以护理程序为主。

（三）整体护理

1. 定义

以人为中心，以现代护理观为指导，运用护理程序的理论和方法，实施系统的、有计划的、全面护理的一种护理思想和护理实践活动。

2. 内涵

整体护理的内涵：①护理服务贯穿于人成长与发展的各个阶段，即从新生儿、婴儿、儿童、青少年、中年和老年各个阶段的护理，对人的整个生命过程提供照顾；②护理是连续的，护士不仅当人生病时给予照顾，而且要关心其康复、自理，达到个人健康最佳水平，关注健康疾病的全过程；③人是生活在社会中的，通过整体护理促使护理服务从个人向家庭、社区延伸，对整个人群提供服务。

3. 特征

整体护理的特征：①以现代护理观为指导；②以护理程序为核心；③实施主动的计划护理；④体现护患合作的过程。

（四）医学模式与护理

医学模式（medical model）又叫医学观，是人们考虑和研究医学问题时所遵循的总的原则和总的出发点，是人们从总体上认识健康和疾病以及相互转化的哲学观点，包括健康观、疾病观、诊断观、治疗观等。

1. 生物医学模式与护理

随着科学技术的进步，医学的研究逐渐从宏观步入微观，并已进入分子水平，使人们逐渐认为人体只不过是一部精密的机器，疾病则是某一部件出现故障和失灵，医生的工作就是修补和完善。19世纪以来，随着哈维（Harvey，图2-1）的实验生理学和魏尔啸（Virchow，图2-2）的细胞病理学的出现，以及解剖学、生理学、微生物学和免疫学等生物科学体系的形成，加上外科方面消毒和麻醉技术的出现，将人作为"人体机器"的观点注入了新的研究成果，于是生物医学模式诞生了。

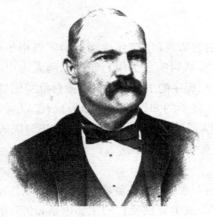

图2-1 哈维

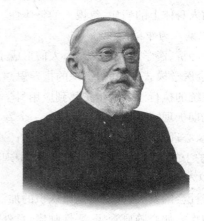

图2-2 魏尔啸

这种模式有很大的片面性和局限性：①仅从生物学的角度去研究人的健康和疾病，忽视了人的社会属性；②只注重人的生物机能，而忽视了人的心理机能及心理社会因素的致病作用；③较多地着眼于躯体的生物活动过程，忽视人的行为和心理过程；④思维的形式化往往是"不是、就是"（不是病，就是健康)。因而对某些功能性或心因性疾病,无法得出正确的解释,更无法得到满意的治疗。

在生物医学模式指导下,临床护理工作是以疾病为中心,重视医疗操作的配合及体征的观察,考虑病人病理、生理变化及有关护理技术措施多,考虑病人的心理和社会因素少。护理工作的重点是执行医嘱和各项护理常规。其特点是护士机械地完成分工任务,不考虑病人的个体差异,忽视了病人的整体性。这种模式使护士养成了一个习惯,即做完工作就了事,对病人情况,如疗效、心理活动等缺乏全面、系统的了解,久而久之形成了护理工作依附于医疗的现象,不能充分调动护士的主观能动性及创造性。

2. 生物-心理-社会医学模式与护理

随着疾病谱的转变,现代疾病日趋复杂。许多非传染性疾病,其心理因素和社会因素起的作用甚至大于生物因素。即使是以生物因素为主的传染性疾病,在流行与防治上也受到社会因素的制约,尤其是社会防治措施的力度、卫生服务因素的强弱,从根本上决定了传染性疾病的发生和发展趋势。因此,生物-心理-社会医学模式逐渐取代了生物医学模式。其基本特征是不仅重视人的生物学生存状态,而且更加重视人的社会学生存状态,从生物学和社会学的结合上来理解人的生命,认识人的健康和疾病,探寻健康与疾病及其相互转化的机制以及诊断治疗方法。

(1) 整体护理观的形成　新的医学模式强调精神与疾病不可分割。要求护士不仅要看到疾病本身,还要看到人的整体。治疗疾病,不仅需要医护人员的医疗、护理技术,还应包括心理等方面的病人自我调节、自我治疗的积极因素。因此,护理人员要充分重视机体的统一性及其动态平衡变化,从整体医学的观念出发,认识精神、社会诸因素与人体疾病发生、发展、转归之间的关系,建立以病人为中心的整体护理理念。

(2) 护理工作社会化趋势　新的医学模式使人们在更广大的时空背景下来研究疾病、健康的问题,在影响人的健康和致病因素中,涉及人们活动的诸多方面。由此,护理工作不仅限于医院临床,护理对象也不仅限于到病人,护理工作范围扩展到社区、家庭、工厂、学校等,护理工作内容涉及人们的劳动保护、家庭生活、饮食结构、行为习惯等。

(3) 护理专业的多学科性　新的医学模式要求护理的知识结构的重新构建,既要以掌握医学基础理论和护理专业知识为核心,还要有社会科学、人文科学和自然科学知识,掌握现代科学宏观世界发展的交叉渗透所必备的基础知识和相关知识。因此,护士除应具备医学生物知识外,还应具备心理学、社会学、伦理学、美学等知识。

(4) 护理管理的科学化　新旧护理模式矛盾日益突出,过去以疾病为中心的护理要转变为以人为中心的护理,首先要求护理管理者要在观念上转变,改变管理重点和管理艺术,了解护理工作者的心理需求,正确引导和满足他们的心理需求,创造良好的工作环境。

人、环境、健康、护理4个基本概念相互关联、相互作用,核心是人,人是护理的对象,人的健康受环境的影响,护理的任务就是创造良好的环境并帮助人适应调整其内环境,适应外环境,以达到最佳健康状态。

第三节　护理专业的特征

一、特点

护理专业的学科性质充分体现了护理学的科学性、技术性、社会性和服务性的特点:

①科学性：具有广泛的科学理论基础，更有自己独特的理论体系，还有营养学、管理学和教育学等理论知识的应用；②技术性：是一门实用科学，有专门的护理技术操作；③社会性：社会的变化与进步对护理专业的发展影响很大，另一方面，护理工作日益广泛地面向社会，服务于社会，给社会带来更多效益；④服务性：护理专业是科学的关怀照顾、帮助人的一种服务方式而不是有形的商品。因此，护理学是一门服务性很强的综合性应用科学，也属于生命科学的范畴。

二、护士的角色特征

由于社会经济的发展、科学技术的进步、人民生活水平的提高及对健康的重视，护士的角色及功能范围不断扩大及延伸。对护士素质的要求也越来越高。要求护士受过专业教育，取得执业资格，并在执行护理活动时，遵守护理伦理规范要求，为服务对象提供高质量的护理服务。随着护理专业的不断发展，专业护士的角色内涵越来越丰富。

1. 照顾者（care giver）

病人因为患病的缘故会导致基本需要得不到满足，需要护士应用自己的专业知识及技能满足护理对象在患病过程中的生理、心理、社会文化、情感、精神等方面的需要，并帮助护理对象最大限度地保持及恢复健康、预防疾病、减轻病痛、控制感染，减少服务对象对疾病的各种压力反应等。

2. 决策者（decision maker）

决策者指护士应用护理专业的知识及技能，收集护理对象的有关资料，判断其健康问题及原因，作出相应的护理诊断，并根据护理对象的具体情况制定出护理计划，执行计划并判断及评价。在整个护理活动中，护士是护理对象健康问题的判断者及护理行为的决策者。

3. 计划者（planner）

护理程序本身就是有计划的步骤与措施，为有效地满足病人的需要，解决病人的健康问题，护士必须应用自己扎实的专业知识及敏锐的观察与判断能力，为服务对象做出符合需要及特征的整体性的护理计划。

4. 沟通者（communicator）

护士的工作包括收集资料及传递信息。为了提供适合护理对象情况的个体化的整体护理，护士必须与护理对象、家属、医生、同事及其他健康工作者沟通，以便更好地了解病人情况，最大限度地满足病人的需要。

5. 教育者及咨询者（teacher and counselor）

护士应用自己的知识和技能，根据护理对象的具体情况对护理对象和家属进行健康教育或提供咨询，以帮助他们获取健康知识，预防疾病，减轻痛苦，恢复健康，最大限度地达到自理。

6. 管理者及协调者（manager and coordinator）

专业护士有责任管理及组织护理对象护理的过程，并注意协调护理过程中所涉及的各种人员之间的关系，以保证高质量的护理。

7. 代言人及保护者（advocator and protector）

护士应为护理对象提供一个安全的环境，采取各种预防措施保护护理对象免受伤害和威胁。当发现有损害护理对象利益或安全的因素存在时，或有不道德、不合法或不符合护理对象意愿的情况时，护士应挺身而出，坚决捍卫护理对象的安全及利益。

8. 研究者(researcher)

开展护理科研,促进护理专业发展,提高护理质量。同时将自己的科研结果写成论文或专著,在学术会议上宣读或发表在专业杂志上,以利于专业知识的交流。

三、专业护士的特征

国际护士会认为,护士是指完成了基本的护理教育课程,并经考试合格,取得护理工作执照,在工作的护理领域具有一定权威性的护理人员。具体来看,专业护士应具有以下的特征。

1. 端庄的仪表

要求仪表整洁端庄、表情自然、面带微笑、和蔼可亲、态度真诚。

2. 专业责任心

工作认真负责,一丝不苟,勇于承担责任。

3. 解决问题的能力

针对护理对象的实际问题,能当机立断,果断决策,采取恰当措施予以解决。

4. 敏锐的观察能力

密切观察护理对象的病情变化,了解护理对象的基本需要,明确判断护理对象问题的轻重缓急,及时处理。

5. 有同情心并能设身处地地为护理对象着想

体贴、同情护理对象,理解护理对象,关心护理对象,尊重护理对象,为其实施科学的心理护理。

6. 丰富的专业知识及熟练的实践技能

护士应具备基本的医学基础知识和系统的护理专业知识和技能。

7. 沟通交流能力

护士应掌握沟通交流知识,运用沟通交流技巧,与护理对象建立良好的护患关系,满足其基本需求。

8. 有主动性和进取心

护理工作积极主动,并不断创新及开拓,努力提高护理质量。

9. 独立学习的能力

护理工作中遇到疑难问题,能主动学习,查阅相关资料,或请教专家以解决问题。

10. 科研能力

作为专业工作者应开展护理科研,探索未知,推动学科发展。

四、专业护士的素质要求

(一) 素质的含义

素质(quality)是心理学的专门术语,指人的一种较稳定的心理特征,其解释可分为先天与后天两个方面。先天自然性的一面,是指人的机体与生俱来的某些特点和原有基础,即机体天生的结构形态、感知器官和神经系统,特别是大脑结构和功能上的一系列特点;后天社会性的一面是主要的,是指通过不断的培养、教育、自我修养、自我磨炼而获得的一系列知识技能、行为习惯、文化涵养、品质特点的综合。

护士素质是在一般素质的基础上，结合护理专业特性，对护士提出的特殊素质要求。它不仅体现在仪表、风度、言谈举止等外在形象上，更体现在护士的道德品质、业务能力等内在素养上。提高护士素质，有利于护理学科的发展，有利于护理质量的提高。

（二）护士素质的基本内容

1．思想品德素质

思想品德素质包括政治思想素质及职业道德素质两个方面。

（1）政治思想素质　热爱祖国、人民、护理事业，具有为人类健康服务的献身精神、高尚的道德情操，自爱、自尊、自强、自制。

（2）职业道德素质　诚实品德和慎独修养、高度的责任感、正视现实、面向未来的眼光，坚信护理事业是崇高的事业，忠于职守，救死扶伤，实行人道主义。

2．科学文化素质

（1）基础文化知识　护士应具备一定的基础文化知识。现代护理学发展要求护士具有一定的文化素养和外语及基本计算机应用能力，以便更好地适应护理学科的发展。

（2）人文科学及社会科学知识　护士应具备一定的人文科学及社会科学知识。

3．专业素质

（1）专科知识　护士应具备扎实的基础文化知识及人文社会科学知识，还应掌握坚实的医学基础知识、临床医学知识、护理专业知识和护理实践技能。

（2）护士的能力

1）规范的技术操作能力：护理技术操作是临床护理工作重要的组成部分。护理操作通常是直接或间接作用于人体，因而各种操作不得有丝毫的马虎，应做到规范、熟练、应变能力强。

2）敏锐的观察能力：临床护理中病人的病情及心理状态复杂多变，有时病人身体或心理微小的变化，却是某些严重疾病的先兆。护士只有具备敏锐的观察能力，才能首先发现这些变化，做到"防患于未然"。

3）较强的分析问题、解决问题的能力：护理学是一门应用性很强的科学，十分注重应用护理程序的工作方法，解决病人现存或潜在的健康问题，这就要求护士在整个护理过程中，有较强的分析问题、解决问题的能力。

4）机智灵活的应变能力：护理的对象是人，而人具有独特性，同样的方法、同样的语言和态度不一定适合所有的人。因此，护士应具有机智灵活的应变能力，以最大限度满足病人的需要。

5）获取新知识的意识和创新能力：为适应现代医学模式的转变，护士要不断关注新的发展变化，及时补充自己知识体系的不足，善于发现问题及解决问题，并有所创新。

4．身体素质

护理工作是脑力劳动和体力劳动的结合，要求护士有健康的体魄、规范的行为举止、雷厉风行的工作作风及一定的工作魄力。

5．心理素质

（1）热爱护理专业　有一定职业荣誉感，了解职业的角色要求，有一定择业动机及对专业的成就感要求，有稳定的职业心态，对护理对象有同情心。

（2）稳定的情绪状态及积极的情感感染力　护士的工作情绪对护理对象及家属有直接的感

染及影响作用,需要护士在工作中经常保持稳定的情绪,不要将自己的生活、家庭、工作等问题所产生的情绪带入护理工作中或发泄到服务对象身上。要学会控制自己的情绪,做到遇事沉着冷静,适度地表达自己的情感。热情是一种强烈而稳定的情绪状态,如果护士能以愉快的情绪投入护理工作,对护理对象热情、细心、周到,主动满足护理对象的各种合理要求,使服务对象产生战胜疾病的信心,促进服务对象的心理康复。

(3)坚强的意志力 护士在遇到困难及挫折时,能应用自己的意志力及控制力,排除干扰,约束自己的言行,首先将护理对象的生命及健康放在首位,认真做好各项工作。

五、护士的资历要求及分类

护士的资历包含其教育程度、工作经历及专业证书。

(一)国外护士的资历要求及分类

目前世界上许多西方国家采用相同或相似的资历要求及分类。以美国为例,护士分为 2 个层次:操作护士(technical nurse,TN)及注册护士(registered burse,RN)。

1. 操作护士

分为注册操作护士和注册职业护士

2. 注册护士

可通过证书教育、专科教育、本科教育 3 种途径完成所需要的专业基础护理教育。

注册护士一般分为初级水平及高级水平:

(1)初级水平 包括初级通科护士和初级专科护士。

(2)高级水平 包括高级专科护士和高级专科证书护士。

(二)中国护士的学历要求

中国护士目前可以在通过几种形式的专业基础教育后(包括中等专业教育、高等专科教育、本科教育等形式),参加全国统一护士执业资格考试,考试合格获得相关的执业证书并进行注册,方能从事护理工作。

目前中国护士大多数为通科护士,专科护士及其他的分类系统正在进一步的探索及完善中。但中国护士按照学历及能力有职称划分,从高到低依次为:高级职称(包括主任及副主任护理师)、中级职称(主管护理师)、初级职称(护理师)及护士。

第四节 护理工作方式

护理工作方式是指护理人员在为护理对象进行护理时采用的工作模式,又称护理分工方式。目前临床常用的护理分工方式主要有以下几种。

一、功能制护理

功能制护理(functional nursing)是一种以疾病为中心的护理模式,以完成各项医嘱和常规的基础护理为工作内容,将日常工作任务依工作性质机械地分配给护理人员,护士被分为"治疗护士""办公室护士""生活护理护士""巡回护士"等班次来完成护理服务。

1. 特点

以完成医嘱和执行常规为主要工作内容，以工作内容为中心分配任务，分工明确，流水作业，易于管理，节省人力。

2. 缺点

工作机械、与病人交流少、较少考虑病人心理、社会需求，护士不能全面掌握病人情况。

二、个案护理

个案护理（case nursing）是指一位护士护理一位病人，即由专人负责实施个体化护理。适用于抢救病人、特殊病人、临床教学需要。

1. 特点

专人负责实施个体化护理，一个护士护理一个病人。责任明确，能掌握病人全面情况。

2. 缺点

护理工作缺乏连续性，且耗费人力。

三、小组护理

小组护理（team nursing）以分组护理的方式对病人进行整体护理。护士分为小组进行护理活动，一般每个护理组分管 10～15 位病人。小组成员由不同级别的护理人员构成，各司其职，在小组长的计划、指导下提供护理服务，进行护理绩效评估。

1. 特点

分组分管病人，各级护士各负其责，病房护理小组的成员可以同心协力，有较好的工作气氛。护理工作有计划、有步骤地进行，有条理性。新护士分配到病房工作时不至于因不熟悉而引起情绪紧张。

2. 缺点

由于每个护理人员没有确定的护理对象，会影响护理人员的责任心；整个小组的护理工作质量受到小组长的能力、水平和经验的影响较大；也可能因对病人护理过程的不连续以及护理人员交替过程中的脱节，而致影响护理质量。

四、责任制护理

责任制护理（primary nursing）从以疾病为中心的护理转向了以病人为中心的护理，按照护理程序的工作方法对病人实施整体护理。使护士增强了责任感，真正把病人作为"我的病人"，病人增加了安全感，具有护士是"我的护士"的归属感，使护患关系更加密切了。护理工作由责任护士和辅助护士按护理程序的工作方法对病人进行全面、系统和连续的整体护理，要求责任护士从病人入院到出院均实行 8 小时在班，24 小时负责。由责任护士评估病人情况、制定护理计划、实施护理措施及评价护理效果，辅助护士按责任护士的计划实施护理。

1. 特点

责任制护理由责任护士、辅助护士，按护理程序对病人进行全面、系统、连续的整体护理；能以病人为中心，掌握病人全面情况。

2. 缺点

责任制护理所需文件多，人员需要多，人力资源要求难以满足要求对病人 24 小时负责难以做到;责任护士之间难以相互沟通和帮助。

五、综合护理

综合护理(modular nursing)是一种通过最有效地利用人力资源、最恰当地选择并综合应用上述几种工作方式,为服务对象提供高效率、高质量、低消耗的护理服务方式。它是针对 20 世纪 70 年代兴起的责任制护理存在要求合格护理人员的数量较多和经费开支较大的特点而改进的一种新的护理方式。这种护理方式在 20 世纪 90 年代传进我国,在美国护理专家的帮助下形成了系统化整体护理(synthesis nursing)的新方式。系统化整体护理是以病人为中心,以现代护理观为指导,以护理程序为基本框架,并把护理程序应用于临床护理与护理管理的方法。

1. 特点

各医疗机构可根据机构人力和资源配备情况,选择符合自身特点的护理工作方法和流程,最终目标是促进病人康复,维持其最佳健康状态;根据病人需要,加强对护理人员的培训;要求明确不同层次人员与机构的职责与角色;既考虑了成本效益,又为护士的个人发展提供了空间和机会。

2. 缺点

在我国目前的医疗卫生管理体制下,很难真正实施。

以上各种护理工作方式是有继承性的,新的工作方法总是在原有工作方式基础上的改进和提高。每一种护理工作方式,在护理学的发展历程中都起着重要作用。

本章小结

护理学是以自然科学和社会科学理论为基础,研究维护、促进和恢复人类健康的护理理论、知识、技能及发展规律的综合性应用科学。护理学属于生命科学范畴,包括理论和实践两大体系。护理的目标是通过"促进健康,预防疾病,恢复健康,减轻痛苦"来体现。现代护理学的发展经历了以疾病为中心、以病人为中心、以人的健康为中心三个阶段。

现代护理学包含了 4 个基本概念:人、健康、环境和护理。4 个基本概念组成了护理的宗旨。对这 4 个概念的研究和描述构成了护理学的基本要素和总体理论框架,影响着护理学研究领域,决定着护理实践的任务和方向。

医学模式影响着护理模式,在生物医学模式影响下,临床护理工作是以疾病为中心,重视医疗操作的配合及体征的观察,考虑病人病理、生理变化及有关护理技术措施多,考虑病人的心理和社会因素少。在生物-心理-社会医学模式的影响下,必须建立整体护理观念,护理工作必须沿着科学化管理的方向发展,护理工作必然由医院向社会延伸,要求护理人员必须建立新的知识结构与能力。

现代护士的角色功能包括照顾者、决策者、计划者、沟通者、管理者和协调者、教育者和咨询者、代言人及保护者和研究者。护士的素质包括思想品德素质、科学文化素质、专业素质、体态素质、心理素质。护士的资历包含其教育程度、工作经历及专业证书。

目前临床常用的护理分工方式主要有功能制护理、个案护理、小组护理、责任制护理、综合护理。

思考题

1. 依据你对医院的理解，你对护理专业是如何评价的？
2. 你认为通过何种方法才能提高护士素质？
3. 现代护士的角色功能包括哪些？
4. 目前临床常用的护理工作方式主要有哪些？
5. 人的整体性体现在哪些方面？
6. 人、健康、环境、护理之间的关系如何，你能用模式图将4个概念之间的关系连接起来吗？

（杭　丽）

第三章

健 康 与 疾 病

掌握 WHO 的健康定义、亚健康与疾病的概念。

熟悉 影响健康的因素、健康与疾病的关系。

掌握 促进健康及提高生存质量的护理活动。

理解 患病行为及心理、疾病对病人及社会的影响。

掌握 三级预防的概念及疾病的预防措施。

熟悉 影响健康及亚健康的因素。

熟悉 生存质量的概念及衡量标准。

熟悉 病人角色的概念。熟悉病后病人主要的心理反应。

熟悉 常见的病人角色适应不良及其心理原因。

熟悉 现代疾病观的特点及要求。

熟悉 健康教育、护理健康教育的概念以及医院健康教育的内容。

了解 健康、生存质量的测量指标。

了解 影响个人对待疾病的因素。

　　健康与疾病(health and illness)是医学科学中两个最基本的概念,是人类生命活动的本质及质量的一种反映。护理是为个人、家庭和各种社会团体提供保健服务的专业,其主要宗旨是帮助人们预防疾病,恢复、维持和促进健康,从而使每个人都尽可能地保持在最佳的健康状态。同时,护理人员在向人们提供健康保健服务时,应为服务对象创造一个使个人的价值、风俗和信仰都能受到尊重和体现的环境。护理的对象,不仅仅是生病、住院的病人,同时也包括健康人。护理工作的范围也不仅限于医院,同时也包括家庭及社区。因此,护理人员必须了解健康与疾病的概念和理论,以便于为服务对象提供因人而异的身心整体护理。

第一节 健　　康

　　健康是人类共同追求的目标,其意义因人、因时、因地而异,包含生理、心理、社会、精神等不同的层面。每个人都有属于自己的最佳健康状态。健康是个人成就、家庭幸福、社会安定、国家富强的基础及标志,护理的目标是使每个人达到最大限度的健康。

一、概念

健康是一个复杂、多维、综合性且不断变化的概念,其意义相当广泛,且涵盖不同的层面。对健康的理解也受个人年龄、教育程度、生理状态、自我照顾能力、社会阶层、风俗习惯、价值观及科技发展等因素的影响。人类对健康的认识主要从微观和宏观两个方面来考虑的。从微观的角度来看,主要以个人主观认识方面来看待健康,较偏重个人的适应状态,属于较为消极的健康观念;从宏观的角度来看,主要考虑了人在整个社会大环境中的功能,提供了一种理想的、可以追求的状态。

(一)定义

1. 古代朴素的健康观

在古代,由于医学本身对人体生命活动的肤浅认识,再加上宗教的影响,认为人类的健康是神或上帝所赐,而疾病是鬼神所致,这是人类对健康最原始的认识。健康(health)一词,在古代英语中有强壮(hale)、结实(sound)和完整(whole)的意思,这也是人们的共识。中国很早就有"天人合一、身心合一"的强调整体的健康观。

2. 健康就是没有疾病

这是对健康最一般的认识,也是不少人所持有的健康观。实际上,"健康就是没有疾病"这种定义,是健康的消极定义,只是将健康和疾病视为"非此即彼"的关系。显然,这对于人们认识健康、研究健康、谋求健康,都是没有实际意义的。更重要的是,在健康与疾病之间,存在着各种普遍的过渡状态。这种状态常常是没有疾病,但也非健康。例如,癌症病人在其成为病人之前,一种临界性癌细胞已经很早就在体内出现了,虽然表面上很健康,但实际上已经有病在身了。

从健康到疾病是一个由量变到质变的过程。任何一种疾病都有一个孕育的过程。在疾病发生之前,许多人在不同程度上处于完全健康的状态,他们有时接近于健康,有时接近于疾病,但又不是健康人,也未成为病人,而是亚健康状态。可见,某些没有疾病的人不一定是健康,而某些表面上健康的人也未必没有疾病。

3. 健康是人体正常的功能活动

这个定义虽然比较古老,但它抓住了健康的重要特征而使人们对健康的认识前进了一步。功能是生物学的概念,人们正是通过其各种功能的发挥,以达到与环境的和谐或平衡,使之能够生存。实际上,"健康是人体正常的功能活动"是从本体结构论的立场出发的。的确,人体各部位功能如何,当然在很大程度上反映了人体健康的程度,但这一定义却忽视了人体精神心理的作用与影响。例如,一个功能正常但精神心理崩溃的人,不能认为他是健康的;还有,某些精神病病人,其身体各部分的功能可能是正常发挥的,但也难说他是健康的。此外,各部分功能正常而整体不正常,或整体正常而某一局部机能不正常的情况也是存在的。故此,依据人体功能活动正常与否来界定健康也是不可靠的。

4. 健康是人体正常的生理、心理活动

此健康观认为人的健康不仅只是躯体的健康,也应包括人的心理健康。换句话说,一个心理不健康的人,即使他的躯体健康,那他也不是一个健康的人。很显然,这个健康定义比前者又有进步,但它仍欠全面,没有把健康置入人类生活的广阔背景中,忽视了人的社会适应性。

5. WHO 的健康定义

世界卫生组织在 1946 年将健康定义为:"健康不但是没有疾病和身体缺陷,还要有完整的生理、心理状态和良好的社会适应能力"。1978 年,WHO 又在《阿拉木图宣言》中重申"健康不仅是疾病与体弱的匿迹,而且是身心健康和社会幸福的完美状态"。WHO 是从社会学角度给健康下定义的,这个定义从现代医学模式出发,既考虑了人的自然属性,又侧重于人的社会属性,把人看成既是生物的人,又是心理的人、社会的人。就人的个体而言,躯体健康是生理基础,心理健康是促进躯体健康的必要条件,而良好的社会适应性则可以有效地调整和平衡人与自然、社会环境之间复杂多变的关系,使人处于最为理想的健康状态。

1989 年,WHO 又提出"道德健康"的概念,强调从社会公共道德出发,维护人类的健康,要求生活在社会中的每一个人不仅要为自己的健康承担责任,而且也要对他人的群体健康承担社会公德。

然而,WHO 的健康定义也受到了一些人的指责和批评。批评来自于以下 2 个方面:①认为"完整"和"良好"是 2 个较为模糊的概念,是很难让人接受和执行的;②定义指出的目标过于理想化、绝对化,是难以实现的。尽管如此,WHO 的健康定义仍然是当今人们较为广泛接受的健康定义。

(二)亚健康状态

亚健康状态是近年来国内外医学界提出的一个新概念。此概念建立在 WHO 的现代综合健康观念之上,认为从健康到疾病是一个从量变到质变的连续动态过程。在这个连续过程中,良好的健康在一端,疾病乃至死亡在另一端。每个人都在疾病与健康连续体的两端之间占有一个位置,并且随时间推移、环境变化及机体状态而处于动态之中。而当一个人介于健康与疾病之间的边缘状态,临床检查无明显疾病,但机体各系统的生理功能和代谢过程活力降低,表现为身心疲劳,创造力下降,并伴有自感不适症状时,这种生理状态称为亚健康状态。

人体亚健康状态具有动态性和两重性,其结果是回归健康或转向疾病。护士的责任之一就是研究人体亚健康问题,积极促进其向健康转化。个体也通过自我调控,加强体育锻炼,做好心理调节等,强化社会、家庭、营养、伦理和心理等因素对人体健康的正面影响,积极促进个体向健康转化。

二、影响健康及亚健康的因素

(一)影响健康的因素

人们生活在自然和社会环境中,其健康自然要受到多种复杂因素的影响。概括起来,影响健康的主要因素有 3 种:生物因素、心理因素、环境因素。

1. 生物学因素

生物因素是影响人类健康的主要因素,主要包括两大类:生物性致病因素和生物遗传因素。

(1) 生物性致病因素　即由病原微生物引起的传染病、寄生虫病和感染性疾病等。尽管现代医学已经找到了一些控制生物性疾病的方法,如预防接种、合理使用抗生素等,然而在一些发展中国家,病原微生物的危害依然存在,甚至有些国家和地区还相当严重。如艾滋病、结核、鼠疫和黄热病等新出现的和卷土重来的传染病对人类健康的威胁正在上升。

（2）生物遗传因素　导致的人体发育畸形、代谢障碍、内分泌失调和免疫功能异常等。如与人类染色体遗传性疾病有关的血友病；某些疾病有较大的家族遗传倾向，如肿瘤、心血管疾病等；有时可以增加某些疾病发生的危险性，如糖尿病、心脏病、精神病和癌症等。

（3）其他　年龄、性别、生长发育和代谢等。

2. 心理因素

心理因素主要是通过对情绪和情感而影响人的健康的。人的心理活动是在生理活动的基础上产生的，反过来，人的情绪和情感又通过其对神经系统的影响而对人体组织器官的生理和生化功能产生影响。

情绪对健康的影响分正反两个方面：积极的情绪可以增进健康、延缓衰老；消极的情绪可以损害健康，导致疾病。即心理因素可以致病，也可以治病。大量的临床实践也证明，不良的心理活动使人体对几乎所有的躯体疾病都有较高的易感性。例如，焦虑、恐惧、忧郁、怨恨等情绪因素可以引起人体各系统的机能失调，从而导致失眠、心动过速、血压升高、食欲下降和月经失调等症状，并在许多疾病的发生、发展和转归上起重要作用。

3. 环境因素

环境是人类赖以生存和发展的社会和物质条件的总和。人类是在不断变化的环境中生存和发展的。通常情况下，人类依赖环境而生存，但环境中也存在着大量危害人类健康的因素。

（1）自然环境　空气污染、水污染、土壤污染、辐射、噪声等。

（2）社会环境（social environmental）　社会环境包括经济、文化、教育、风俗习惯、职业、社交、婚姻、家庭及福利等多个方面。积极的社会环境将促进人的健康，而消极的社会环境可以直接对人造成伤害，如战争给人带来伤残，甚至死亡。一般说来，与健康有关的社会环境因素主要有以下几项。

1）社会政治经济制度：包括立法和社会支持系统、全社会资源分配、就业和劳动制度、劳动强度等。在众多社会因素中，经济因素对健康起着关键性的作用。经济因素通过与健康有关的其他社会因素，如工作条件、生活条件、营养条件和卫生保健服务设施等直接影响人们的健康。

2）社会文化系统：包括教育制度、人们的文化素质、受教育程度、家庭和邻里的影响，也包括文化娱乐场所、新闻、出版、影视等大众媒介，风俗习惯和宗教信仰以及各种社会潮流的影响。

3）生活方式：指的是人们长期受一定文化、民族、经济、社会、风俗、规范，特别是家庭影响而形成的一系列生活习惯、生活制度和生活意识，例如不良的饮食习惯、吸烟、酗酒、吸毒、药物依赖，体育锻炼和体力活动过少、生活工作紧张、娱乐活动安排不当、家庭结构异常等，都可能导致诸如营养不良、过度肥胖、酗酒、药物成瘾、自杀、高血压、心肌梗死、消化性溃疡等疾病。

4）医疗卫生服务体系：是指社会卫生医疗设施和制度的完善状况。社会应有良好的医疗服务和卫生保障系统，有必需的药物供应，有健全的疫苗供应与冷链系统，有充足的医疗卫生人员的良好服务，向个人和社会提供范围广泛的促进健康、预防疾病的医疗和康复服务，保护和改善居民的健康水平。

（二）引起亚健康状态的因素

1. 脑力和体力超负荷

由于竞争日趋激烈，脑力及体力长期超负荷的付出，身体的主要器官长期处于入不敷出的非正常负荷状态。

2. 不良的生活习惯

摄入热量过多或营养不全,过量吸烟、酗酒等都可导致代谢功能紊乱。

3. 心理失衡心理

压力不断增加,精神过度紧张、忧郁、情绪不稳定等,引起睡眠不良,甚至影响神经、内分泌的调节,进而影响机体各系统的正常生理功能。

4. 衰老

由于机体的老化,表现出体力不足、精力不支、神经适应能力降低。

5. 疾病前兆

心脑血管疾病、肿瘤等疾病的前期。在发病前,人体在相当长的时间内不会出现器质性病变,但在功能上已经发生了障碍,如胸闷、气短、头晕目眩、失眠健忘等。

6. 人体生物周期中的低潮时期

即使是健康人,也会在一个特定的时期内处于亚健康状态,如更年期。

三、健康的测量指标

WHO健康水平测量研究小组指出,理想的健康测量指标应具有科学性、客观性、特异性和敏感性等特点,并提出了两类测量健康指标的方法。

(一)与健康有关的指标体系

1)与某地区特定人群和全体人群健康状况有关的健康指标。

2)与健康状况直接有关的环境因子指标。

3)与健康服务有关的指标,如医院设备的使用情况等。

(二)与疾病及卫生政策有关的指标

此指标可分为宏观及微观两个方面。宏观指标是与社会人群的群体健康有关的指标,如卫生政策、经济指标及卫生服务指标等;微观指标是与个体健康与疾病状况有关的指标。现就主要的部分介绍如下。

1. 社会经济指标

社会经济指标包括人口自然增长率、人均国民生产总值、15岁以上文盲率、中小学入学率、人均住房面积、大众传播媒体的覆盖率、就业率、人均热量等指标。

2. 预防性卫生服务指标

预防性卫生服务指标包括人均卫生费用、每千人卫生人员数、各种卫生服务利用率等指标。

3. 健康状况指标

健康状况指标包括死亡率、出生率、生长发育指标、疾病及健康缺陷指标、行为因素指标等。

4. 卫生政策指标

卫生政策指标包括各种卫生事业发展规划、预防保健网的建立健全等。

5. 心理健康指标

心理健康指标包括人格、智力及情感方面的衡量指标,如人格量表、智力量表等。

6. 个人身心功能健全的健康指标

1)健全的自我照顾能力。

2）不会时刻担心自己身体的健康状况或某个特定部位或器官的健康。

3）感觉轻松、乐观。

4）精力充沛、体能的协调与效率良好。

5）享受人生，生活愉悦、踏实。

6）面对问题时，平静松弛，并思考合适的解决问题的方法。

7）食欲好，不偏食。

8）维持相对稳定的体重。

9）规则而充分的睡眠与休息。

10）日常生活有计划，有目的。

11）情绪稳定，面对极端兴奋或失意的情景时，能很快恢复平稳的情绪。

12）良好的社交生活及人际关系。

四、生存质量

社会进步和医学的发展使疾病谱、人口结构发生改变，以往用来反映健康状况的指标已不能适应这种新的情况。同时，随着医学模式的转变，生活水平和知识水平的提高，人们的健康意识在不断地深化，对健康的本质也有了更进一步的认识。为此，人们开始寻求新的健康测量指标，生存质量正是在这种客观健康水平提高和主观健康观念更新的背景下应运而生的一套评价健康水平的指标体系。

（一）概念

生存质量（quality of life，QOL）称生活质量或生命质量，尽管不同的学者对生存质量有不同的认识，但有两点得到了公认：①生存质量是一个多纬度的概念，包括生理、心理、社会健康状况，主观满意度，疾病或与治疗有关的症状的广泛领域；②大多数研究者认为 QOL 测量必须包括主观健康指标，主观健康也可称为自我评价的健康，是健康测量和生存质量评价中广泛应用的指标。

（二）判断标准及模式

生存质量的判断包括躯体健康、心理健康、社会适应能力，也包括其生存环境的状况评价，如经济收入情况、住房情况、邻里关系、工作情况、卫生服务的普及性、社会服务的利用情况。其测定的内容主要包括以下6个方面：①躯体状态；②心理状态；③社会关系；④环境；⑤独立程度；⑥精神/宗教/个人信仰等。

不同的测量对象，不同的疾病，其所处的状态不同，生存质量测量的指标和内容也不相同。目前，可将生存质量的测量分为两种类型：一般量表和特殊量表。

1. 一般量表

所有人群共同所用的一般性量表，包括疾病影响量表、健康量表、社会功能等。一般性量表综合范围广泛，可用于不同人群的比较。

2. 特殊量表

用以测量某种特定疾病的人群所用的特异性量表，如糖尿病病人生存质量测量量表（DDCT）、癌症病人生存质量测定量表（FLIC）等。

五、促进健康及提高生存质量的护理活动

(一) 促进健康的护理活动

1. 定义

促进健康的护理活动是通过护士的努力,使公众建立和发展促进健康行为的活动。

2. 促进健康的行为

促进健康的护理活动是个体或群体表现出的、客观上有利于自身和他人健康的一组行为。这些行为包括以下因素。

(1) 日常健康行为 如合理的营养、平衡膳食、适当的睡眠、体育锻炼等。

(2) 保健行为 如定期体检、预防接种等合理应用医疗保健服务,以维持自身健康行为。

(3) 避免有害环境行为 有害环境包括有害的自然环境(如空气污染)和有害的生活环境(如压力过大)。避免有害环境的行为包括调适、主动回避、积极应付等。

(4) 戒除不良嗜好行为 如戒烟、不酗酒、不滥用药物等。

(5) 预警行为 通常指预防事故发生和一旦发生事故后如何正确处理的行为,如乘飞机、乘汽车系安全带,发生车祸后的自救和他救等。

(6) 求医行为 指人觉察到自己有某种疾病时,寻求专业医疗帮助的行为,如主动求医、真实提供病史等。

(7) 遵医行为 在确认有病后,积极配合医疗和护理的行为。

(8) 病人角色行为 有病后及时免除原有的社会角色职责,而接受医疗和社会服务,在身体条件允许的情况下充分发挥主观能动性。伤病致残后,积极康复,以正确的人生价值观和归宿感对待病残和死亡。

3. 促进健康的护理活动内容

个人和群体促进健康行为的建立,有赖于有效地促进健康护理活动的实施。概括起来,促进健康的护理活动包括帮助人们树立正确的健康观念,通过健康教育手段和医疗保健手段更好地控制、干预和预测人的健康问题,诱导和激励公众健康行为,去除或减少不健康行为。

(二) 提高生存质量的护理活动

随着社会的进步和医学模式的转变,人们的健康观发生了相应的变化,对生命的含义有了更深刻的了解。人们已经越来越重视和追求生活的质量而不仅仅是生存的时间。护士的任务也不仅仅是减轻病痛,延长服务对象的生命,还要努力提高护理对象的生存质量。

1. 生理领域

为了提高人们的生存质量,首先必须做好生活护理,避免不良刺激,保证护理对象有良好的生理舒适感。具体包括以下内容。

1) 采取一定的措施减轻或消除护理对象的疼痛与不适,如病人保持舒适的体位、按医嘱按时应用止痛剂、物理疗法、清洁卫生等。

2) 创造安静的环境,保证护理对象的休息和睡眠。

3) 根据护理对象的具体情况,帮助满足饮食、饮水、排泄等方面的需要。

2. 心理领域

护士应运用良好的沟通技巧，进行心理疏导，鼓励护理对象宣泄，帮助其从对死亡的恐惧中解脱出来，认识生存的价值，树立正确、豁达的生死观。通过正确引导，使护理对象能面对现实，利用生的欲望调动潜在的力量，使余生更充实。

3. 社会领域

鼓励病人家属及同事、朋友等经常探望和陪伴病人，给予护理对象更多的温暖和支持，使护理对象获得感情上的满足感。

第二节　疾　病

人类对疾病（disease）的认识是随着生产的发展及科技的进步而不断深化的。尽管当前人们已日益关注保健工作，但我国现今的护理工作仍然主要是围绕疾病进行的。因此，加强对疾病的认识可以使护理工作者认识患病后对人的生理、社会心理及精神等产生的影响，以帮助人们尽快地恢复健康。

一、概念

人们对疾病的认识经历了一个漫长而不断发展的过程。

1. 疾病是鬼神附体

这是在原始社会人们的疾病观，疾病的发生即是鬼神活动的结果，还出现了专门为此服务的巫医和祭司。

2. 疾病是机体阴阳失衡

我国古代劳动人民经过长期的观察和实践提出了阴阳五行学说。根据"把万事万物划分为阴阳两大类"的观点，把人体各部分也划分为阴阳。认为阴阳协调则健康，阴阳失调则生病。治疗的任务在于恢复阴阳平衡。几乎与此同时，在西方，著名的古希腊大医学家希波克拉底（Hippocrates，公元前459—公元前377）创立了"液体病理学"，认为人的健康取决于其体内4种基本流质：血液、黏液、黑胆汁和黄胆汁。而疾病则是由于4种流质不正常的混合和污染的结果。由于它把疾病的发生同人体的物质变化联系起来，因而对医学的形成和发展有着重大而深远的影响。

3. 疾病是机体功能、结构、形态的异常

此种疾病观的特点是把疾病视为生物学的变量，视为某个（些）组织、器官或细胞的结构、功能或形态的改变。认为一切疾病都应该从生物学的变量得到解释，使人类在征服疾病的进程中取得了巨大的进步。然而，这个定义也有2个明显的缺陷：①并不是所有的疾病都有形态的改变，都可以找出生物学的变量，例如许多精神、心理性疾病，即使用很先进的设备也难以找到结构、功能和形态上的变化，因为导致这类疾病的不是物理、化学和生物的因素，而是精神、心理因素；②这个观点只强调疾病的定位，强调疾病部位的结构、功能和形态的改变，而忽视了全身整体机能的变化。

4. 疾病是机体自稳态的破坏

这是在整体观点指导下对疾病所作的解释。法国生理学家克劳德·伯纳德（Claud Bernard，图3-1）在大量生理实验的基础上对疾病的致病原因提出了现代的概念。他认为所有生命都是以维持内环境的平衡为目的，而疾病过程是机体内环境平衡的紊乱。而加拿大著名的内分泌生

理学家塞里(H. Selye,图3-2)提出的"应激学说"又进一步完善了现代整体观的疾病理论,他认为疾病发生的本质在于各种刺激作用于机体,导致垂体-肾上腺皮质系统的功能改变,从而引起一系列内分泌改变而发生疾病。可以说,将疾病过程看作是机体内稳态的破坏是用整体观点取代了局部定位观点,这是疾病认识史上的一大进步。

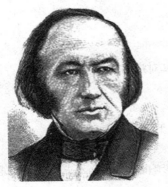

图3-1 克劳德·伯纳德

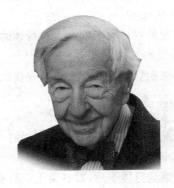

图3-2 塞里

上述几种学说相互补充,使我们对疾病本质的认识渐趋深入。从护理的角度讲,疾病是一个人的生理、心理社会、精神感情受损的综合表现,不是一种原因的简单结果,而是人类无数生态因素和社会因素作用的复杂结果。

二、患病行为及心理

患病(illness)是指病人本人或他人对其疾病的主观感受,常常是病人身体或心理上的不适、厌恶、不愉快或难受的一种自我感觉和体验。一般将身体上或精神上的某些障碍所造成的某种痛苦或哀伤定义为患病。

(一)影响个人对待疾病的因素

1. 疾病的严重程度

如果所患疾病严重影响了一个人的正常生活,则会主动求医;相反,则可能不去求医。

2. 年龄及性别

一般情况下,女性就医的机会比男性多。有人认为原因可能是:因为男性忍耐性强;而有些男性认为患病是脆弱的表现,拒绝就医。老年人会将身体不适与衰老混淆而不去就医。

3. 感情和精神因素

精神脆弱者身体稍有不适便焦虑不安,因而会立即就医。另外,一个从感情上不能接受某些疾病的人会拒绝就医。

4. 疾病本身的特点

疾病本身的特征会影响一个人是否会立即就医。如体检发现早期癌症会立即就医,如体检发现性病会拒绝就医。

5. 文化背景及宗教信仰

不同文化背景及宗教信仰的人,对患病有不同的反应。如有的文化认为患病不必就医而去求神灵保护。

6. 社会-心理因素

有些人患病担心他人的耻笑或需暴露隐私部位而不去就医。

7. 过去的患病经验

一个人过去患过此病，当出现相同的症状时，会根据经验采取相应的措施而不去就医。

8. 经济状况

经济状况的好坏会影响个人对身体的关注程度。

9. 社会支持系统

一个人患病后会从社会支持系统获取信息，影响其对疾病的态度。

（二）患病后的行为反应

一般情况下，当人们感觉身体不适时，通常会出现下列的行为反应。

1. 不求医或延缓求医

当人们感觉身体不适，对日常生活没有造成明显影响时，往往会不求医或延缓求医。

2. 求医寻求亲友或专业人员的帮助

当疾病症状明显，影响病人的日常生活时，病人会和亲人或朋友叙述自己的感受，也会寻求专业人员的帮助。

3. 踌躇徘徊

有些人会在求医与否之间徘徊：①希望通过医生的诊治尽早解除痛苦；②担心诊治会增加身体和心理的痛苦。

4. 采取对抗行为

对抗行为包括2个方面：①即使症状明显也不去就医；②到处求医，动机是试图证明自己没病。

（三）患病后病人的主要心理反应

1. 抑郁

疾病对任何人来说都是一件不愉快的事，多少都伴随着丧失，所以多数病人都会产生轻重不同的抑郁情绪。不过，病人抑郁情绪的表现方式是多种多样的。例如，有的故作姿态、极力掩饰；有的少言寡语，对外界任何事物都不感兴趣；有的饮泣不语或哭叫连天；还有的自暴自弃，放弃治疗，甚至出现轻生的念头。

2. 焦虑

引起病人焦虑的因素很多。例如，疾病初期对病因及疾病转归，尤其是预后不明确，可导致与疾病无关的焦虑，或是对病因、疾病转归和预后过分担忧。这时，如果医生、护士不及时向病人讲清楚，就会出现夸大病情严重性的倾向。

3. 依赖性增强

病人进入病人角色之后，大都产生一种被动依赖的心理状态。这是因为，一个人一旦生了病，自然就会受到家人和周围同志的关心照顾，同时，通过自我暗示，病人自己也变得被动、顺从、娇嗔、依赖，变得情感脆弱甚至带点幼稚的色彩。这时他们的爱和归属感到增加，希望得到更多亲友的探望，希望得到更多的关心和温暖，否则就则会感到孤独、自怜。

4. 猜疑心加重

病人的怀疑大都是一种自我消极暗示，由于缺乏根据，常影响对客观事物的正确判断。患病后常变得异常敏感,听到别人低声细语,就以为是在说自己的病情严重或无法救治。对别人的好言相劝半信半疑,甚至曲解原意。疑虑重重,担心误诊,怕吃错了药、打错了针。有的凭自己一知半解的医学和药理知识,推断药物,推断预后。害怕药物的副作用。担心偶尔的医疗差错或意外不幸降落在自己身上。身体某部位稍有异常感觉,便乱作猜测。如果严重偏执,甚至出现病理性的妄想。

5. 怀疑与否认

在临床上还可以看到有的病人怀疑或否认自己患病。尤其是对癌症等预后不良的疾病,否认心理更为常见。

6. 同情相怜

住在一起的病人,很快就能相互认识和相互理解。他们很容易团结,而且这种团结大都不讲究职位高低、年龄大小等,只要是病人,就能一律平等、推心置腹,无话不谈。他们关心病友的病情变化,乐于向医务人员介绍病友的痛苦症状,并乐于帮助病友克服困难。

7. 孤独感

病人住院后,离开了家庭和工作单位,周围接触的都是陌生人。医生只在查房时和病人说几句话,护士定时打针送药,交谈机会也会较少。这样,病人很容易产生孤独感。因此,在他们住进病室的第一天起就有度日如年之感。他们希望尽快熟悉环境,希望尽快结识病友,还希望亲友的陪伴。长期住院的病人由于感到生活无聊,乏味,希望病友之间多交谈,希望有适当的文化娱乐活动以活跃病房生活。

8. 侥幸心理

病人大都程度不同地存在着侥幸心理。例如,疾病初期不少人迟迟不愿进入病人角色,总希望医生的诊断是错误的。尤其那些对疾病不敏感的人,侥幸心理尤为严重。有些已经明确诊断的人,也往往存在侥幸心理。

9. 情绪易激动

病人表现为情绪不稳定,对一些轻微的刺激也异常敏感,遇事不能控制自己,稍有不满就发怒,也容易悲伤和流泪。

(四) 角色与病人角色

1. 角色的概念

对某特定位置的行为期待与行为要求,是一个人在多层面、多方位的人际关系中的身份和地位(一个人在某种特点场合下的义务、权力和行为准则)。具体说来,它包括以下4方面涵义。

1) 社会地位的外在表现,角色和地位是不可分割的是人们在现实生活中的社会地位、身份。

2) 人们的一整套权利、义务的规范和行为模式。

3) 人们对于处在特定地位上的人们行为的期待。

4) 社会群体或社会组织的基础。

在社会中,角色不是孤立存在的,而是与其他角色联系在一起。这样一组相互联系、相互依存、相互补充的角色就是所谓角色集。任何一个人都不可能仅仅承担某一种社会角色,而总是承担着多种社会角色,他所承担的多种角色又总是与更多的社会角色相联系,所有这些就构成了角色集。

2. 病人角色的特点

当一个人患病时,不管是否从医生那里得到证实,便获得了病人角色,其原有的社会角色全部或部分被病人角色替代。病人角色有以下几个特点。

1) 脱离或减轻日常生活中的其他角色,免于执行平常所承担的社会责任和义务,这种脱离的程度取决于病情、病人的责任心,以及他的支持系统所给予的帮助。

2) 病人对自己的疾病状态是没有责任的。疾病状态不是自己选择的,因此他们处于一种需要照顾的状态。

3) 病人有恢复健康的义务。社会心理因素可能会促使某些人主动寻求病人角色,以获得某种特权,回避某些困难的境地;也有的病人安于病人角色,出现角色依赖。但恢复健康应该是病人的义务。

4) 病人有义务寻求治疗,并和医护人员积极配合。

3. 病人角色适应不良反应

(1) 角色冲突　指人在适应病人角色过程中与其常态下的各种角色发生的心理冲突导致的行为矛盾。病人可能意识到自己有病但不能接受病人角色,而产生焦虑、烦恼、茫然,甚至痛苦。这是一种视疾病为挫折的心理表现。

(2) 角色缺失　即没有进入病人角色,不承认自己有病,或对病人的角色感到厌倦、悲观、绝望,这种否认的方式是一种常见的心理防御机制。许多初诊为癌症的病人常出现该种反应。

(3) 角色强化　一般常发生于由病人角色向日常角色转化时,仍然表现为病人角色,对自我能力怀疑、失望,对原承担的角色恐惧。表现为多疑、依赖、退缩,对恢复正常的生活没有信心。

(4) 角色消退　指个体已适应了病人角色,但由于某些原因,使他突然必须转向常态下的健康角色,承担常态角色下的义务。例如患病的母亲,因孩子突然患病住院而将其"母亲"角色上升为第一位,承担起照顾孩子的职责,此时她自己的病人角色消退。

(5) 角色异常　久病或重病病人容易出现异常行为,如对医务人员的攻击性言行,病态固执、悲观、厌倦甚至自杀等。

三、影响

疾病绝非病人本人的事情,疾病所造成的影响也绝非仅针对病人本人。事实上,一个人患病,其本人、家庭乃至社会都将面对疾病及其治疗所带来的不同程度的变化和影响。

(一) 对个人的影响

1. 正性影响

一个人生病成为病人之后,疾病对病人可以产生两方面的正性影响。

1) 生病之后,名正言顺地进入"病人角色",因而可暂时解除某些社会以及家庭责任,这样可以安心好好休息。

2) 由于有了本次生病的经验从而提高了警觉性,在今后的生活中会尽量避免或减少那些造成疾病的因素的存在,如注意改善卫生习惯,注意饮食、起居的合理安排,并且会从事一些促进健康的活动。

2. 负性影响

生病之后,疾病对病人的负性影响包括身心两个方面:

(1) 身体方面的影响　患病后,由于身体组织器官的病理生理改变,从而使病人产生各种各样的程度不同的症状和体征,如疼痛、呼吸困难、心慌、肢体活动障碍等,使病人产生不舒适感,影响病人的休息和睡眠,甚至影响病人的正常生活和工作。

(2)心理方面的影响　如前所述,患病后,病人往往会出现一些心理方面的反应,如焦虑和恐惧、依赖性增强、自尊心增强、猜疑心加重、主观感觉异常、情绪易激动、孤独感、习惯性心理、害羞和罪恶感以及心理性休克和反常行为。此外,疾病对病人心理方面的影响还包括使病人的身体心像发生改变。

3. 身体心像

身体心像是一个人的脑海中对自己身体所具有的一种影像。身体心像是自我概念中明显的层面,一般认为是自我感受(其组成个人对于身体外观及其功能的形象或想法)的一部分,存在于个人内在,以生活经验(如身体疾病、意外及文化价值观)而持续改变。特别是身体残障更容易造成病人身体心像的改变,即失去"正常"了身体形象。换句话说,是个人对身体的结构、功能、外观产生怀疑、退缩、消极及抑郁的态度。身体残障病人产生身体心像改变原因有下列2种情况:

(1)身体外观的改变　外伤、烫伤、烧伤、截肢及瘫痪等病人,其身体外观将有所改变,使得身体心像的完整性遭到破坏,所影响的程度视受损位置、范围大小和重要性有所不同。

(2)身体功能的丧失和障碍　身体功能部分或大部分发生障碍,使正常生活受到影响,身体心像受到威胁。例如,由于脑梗死所致半身不遂的病人,因一侧肢体变得软弱无力,处理日常生活活动时,势必会产生挫折感,因为必须依赖他人的帮助方能完成活动而感到悲哀。

(二)对家庭的影响

个人是家庭中的一分子,任何一个家庭成员患病,对整个家庭都是一个冲击。

1. 家庭的经济负担加重

人患病后,需要去医院看病,有的疾病需要住院治疗,有的疾病甚至还需要手术治疗,这些都要增加家庭的开支。特别是在目前医疗卫生制度改革的新形势下,个人所负担的医疗费用比例增加,这对于经济收入有限的一般家庭来说无疑是一个很大的负担。有的病人为了减轻家庭的经济负担,甚至放弃治疗,影响了疾病的治疗和康复。如果病人本人是家庭生计的主要承担者,那么患病会使家庭的经济来源出现问题,更加重了家庭的经济负担。

2. 家庭成员的精神心理压力增加

1)一个人患病,特别是当患有严重疾病后,家庭的其他成员需要投入很大的精力去照顾他(她),这样就很自然形成了家庭成员的心理压力。

2)患病的人会出现很多心理反应,特别是情绪易激动,甚至为一点儿小事也会大动肝火。还有的病人会发生一些行为的变化,如对任何事情都喜欢百般挑剔,横加指责。病人的这些表现都将对家庭成员的精神造成刺激,从而形成压力。

3)患病后,病人在家的角色功能需要其他的家庭成员来承担,如一位中年女性患病住院后,她的丈夫除了到医院照顾她并为她准备三餐外,还要承担起"母亲"的角色去照顾家中的孩子。

4)如果病人所患的是传染病,特别是性传播疾病,对家庭所造成的精神心理压力就更大。某些情况甚至可能导致家庭的破裂和解体。

3. 家庭成员情绪的变化

当一个人患了重病,特别是不治之症,甚至即将面临死亡时,这对家庭成员的情绪影响是非常大的。有的家庭成员甚至不能接受和面对这一残酷的现实,会出现许多情绪反应,如情绪低落、悲伤、气恼、失望、无助感等。

（三）疾病对社会的影响

1. 降低社会生产力

每个人在社会中都承担一定的角色,当他(她)生病后,将转变为病人的角色,从而暂时或长期免除了社会的责任,不能继续承担其原有的社会角色,从这个角度上讲,生病实际上可以看作是社会生产力的降低。

2. 浪费或消耗社会的医疗资源

诊断和治疗疾病都要消耗一定的费用,根据国家医疗费用可资助的比例,这些费用可能全部或部分由国家来承担,这样疾病就消耗了社会的医疗资源。在有些情况下,如癌症晚期、植物人状态等,治疗已经毫无意义,但是在传统的伦理道德的制约下,家属又不想放弃治疗,医务人员也不能不给予治疗,因而造成了对社会医疗资源浪费的现象。

3. 造成传染,从而威胁他人健康

某些传染性疾病,如肝炎、结核、性病等,如不采取适当的措施,会在人群中传播,感染他人,从而影响他人的健康。

四、疾病的预防

护理专业健康服务的最终目的在于预防疾病,促进健康。探讨以人为本的新型预防医学健康促进模式,以提高与生活方式相关的亚健康人群和慢性病病人对慢性非传染性疾病的科学认知水平,增强自我保健意识,有效预防、控制慢性病的发生、发展,增进健康水平,提高生命质量,延长健康寿命,有效降低医疗费用。疾病的预防可根据疾病自然史的不同阶段,采取不同的相应措施,来阻止疾病的发生、发展或恶化,即疾病的三级预防措施。

（一）一级预防

一级预防(primary prevention)又称病因预防,主要是疾病尚未发生时针对致病因素(或危险因素)采取措施,是从病因上防止健康问题的发生,也是预防疾病和消灭疾病的根本措施。WHO提出的人类健康四大基石"合理膳食、适量运动、戒烟限酒、心理平衡"是一级预防的基本原则,它包括两方面内容。

1. 健康促进

健康促进是通过创造促进健康的环境使人们避免或减少对致病因子的暴露,改变机体的易感性,保护健康人免于发病。可采取以下形式达到健康促进的目的。

(1) 健康教育 是一项通过传播媒介和行为干预,促使人们自愿采取有益于健康的行为和生活方式,避免影响健康的危险因素,达到促进健康目的。有大量资料证明,从心脑血管疾病、恶性肿瘤到呼吸道感染等,都与人们的行为和生活方式密切相关,可以通过健康教育改变人们的行为和生活方式而达到预防的目的。如20世纪60年代以来美国医务界在政府的支持下对导致心血管疾病的吸烟、饮烈性酒和食用高脂肪饮食等不良嗜好和生活方式采取健康教育和社会干预措施,取得了明显的效果。有些疾病,如艾滋病,在目前尚无有效疫苗预防情况下,健康教育是唯一有效的预防办法。

目前健康教育已成为各国实现人人享有卫生保健这个战略目标的一个重要支柱,也是当前许多国家正在设法摆脱难以承受的医药费巨额财政开支的一条有效出路。

（2）自我保健　是指个人在发病前就进行干预以促进健康，增强机体的生理、心理素质和社会适应能力。一般说，自我保健是个人为其本人或家庭利益所采取的大量有利于健康的行为。此外，不性乱、远离毒品等也很重要。1994 年美国疾病控制中心（CDC）所作的评价显示，仅减少吸烟每年就可减少 40 万人死于癌症、心脏病、脑卒中和肺病，而健康的饮食和体育锻炼每年可防止 30 万人死于心脏病、脑卒中、糖尿病和癌症等。

（3）环境保护和监测　环境保护是健康促进的重要措施，旨在保证人们生活和生产环境的空气、水、土壤不受"工业三废"即废气、废水、废渣和"生活三废"即粪便、污水、垃圾，以及农药、化肥等的污染。避免环境污染和职业暴露对健康造成的危害。

2. 健康保护

健康保护是对有明确病因（危险因素）或具备特异预防手段的疾病所采取的措施，在预防和消除病因上起主要作用。例如，长期供应碘盐来预防地方性甲状腺肿；增加饮水中的氟含量来预防儿童龋齿的发生；改进工艺流程，保护环境不受有害粉尘的侵袭，以减少肺癌和尘肺的发生；通过孕妇保健咨询及禁止近亲婚配来预防先天性畸形及部分遗传性疾病等。

（二）二级预防

二级预防（secondary prevention）又称"三早"预防，即早发现、早诊断、早治疗，是防止或减缓疾病发展而采取的措施。许多疾病尤其是慢性病大多病因不完全清楚，因此要完全做到一级预防是不可能的。但由于慢性病的发生大都是致病因素长期作用的结果，因此做到早发现、早诊断并给以早治疗是可行的。选用普查、筛检、定期健康检查以及设立专门的防治机构等不同方法来实现。例如，通过乳房自检早期发现乳腺癌；产前检查染色体异常和隐性致病基因携带者而早期做出诊断，进而终止妊娠，避免有遗传病的患儿出生，即属于遗传病的二级预防措施。

（三）三级预防

三级预防（tertiary prevention）又称临床预防，即积极治疗、预防并发症并采取各种促进身心健康的措施，以防止疾病进一步恶化和各种伤残，以达到最大可能地恢复健康，把健康问题的严重程度压缩到最低限度。例如，脑卒中后早期康复指导、乳腺手术后的肢体运动等。

对症治疗和康复治疗措施可以改善症状、减少疾病的不良反应，防止复发转移，预防并发症和伤残等。已丧失劳动力或伤残者通过康复治疗，促进其身心方面早日康复，使其恢复劳动力，争取病而不残或残而不废，保存其创造经济价值和社会价值的能力。

第三节　健康和疾病的关系

一、健康-疾病连续相模式

1. 定义

健康-疾病连续相是指健康与疾病为一种连续的过程，处于一条连线上（图 3-3），其活动范围可以从濒临死亡至最佳的健康状态。在健康-疾病连续相模式中，健康是指人在不断适应内外环境变化过程中所维持的生理、心理、精神、文化及社会等方面的动态平衡状态；疾病则指人的某方面功能较之于以前的状况处于失常的状态。

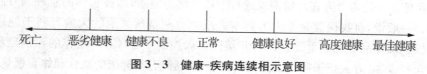

死亡　恶劣健康　健康不良　　正常　　健康良好　高度健康　最佳健康

图 3-3　健康-疾病连续相示意图

2. 特点

1) 任何人在任何时候的健康状况都会在这一连续相两端之间的某一点上占据一个位置,而且这个位置时刻都在动态变化之中。

2) 连续相上的任何一点都是个体身、心、社会诸方面功能的综合表现,而非单纯的生理上无疾病。

3) 护士的职责:帮助服务对象明确其在健康-疾病连续相上所占的位置,并协助其采取措施从而尽可能地向健康方向发展而达到健康的良好状态。

二、最佳健康模式

此模式由邓恩(H. L. Dunn)于1961年提出,他认为:健康仅仅是"一种没有病的相对稳定状态。在这种状态下,人和环境协调一致,表现出相对的恒定现象"。而人应设法达到最佳健康水平(即:在其所处的环境中,使人各方面的功能得以最佳发挥,并发展其最大的潜能)。

最佳健康模式更多地强调促进健康和预防疾病的保健活动,而非单纯的治疗活动。因此,护士应帮助其服务对象进行有利于发挥机体最大功能和发展潜能的活动,从而帮助其实现最佳健康。如对于有生理残障者,护士在护理计划时,不仅要考虑如何在生理方面发挥其残余功能,还要帮助其在社会、情感、认知等方面适应这种残疾,将其生理残疾融入新的生活方式中,以提高生活质量。

第四节　健康教育

健康教育在我国具有悠久的历史。我国古代的政治家和医学家,不仅非常重视疾病的预防和养生保健,而且还提出许多有关健康教育的思想和论述,撰写了一些养生保健和医药科普著作,对保护古代劳动人民的健康发挥了重要作用。

随着全球慢性病患病率和疾病负担的不断增加,各国都兴起健康教育、健康促进的热潮。人们认为在主要的健康决定因素中,难以改变的生物遗传因素和自然环境因素(部分可以改变)的影响只占35%,而可以改变的行为生活方式因素、社会经济因素、卫生服务因素的影响占了65%。除了国家、社会的宏观政治、经济外,而健康教育、健康促进是减少这些可以改变的健康危险因素最有效的办法。

一、概念

(一)定义

健康教育是通过信息传播和行为干预,帮助个人和群体掌握卫生保健知识,树立健康观念,自愿采取有利于健康的行为和生活方式的教育活动和过程。其目的是消除或减轻影响健康的危险因素,预防疾病,促进健康和提高生活质量。

健康教育是通过有计划、有组织、有评价的系统干预活动,它以调查研究为前提,以传播健康信息为主要措施,以改善对象的健康相关行为为目标,从而达到预防疾病、促进健康、提高生活质量的最终目的。

(二) 目的

1) 增强人们的健康,使个人和群体实现健康的目的。
2) 提高和维护健康。
3) 预防非正常死亡、疾病和残疾的发生。
4) 改善人际关系,增强人们的自我保健能力,使其破除迷信,摒弃陋习,养成良好的卫生习惯,倡导文明、健康、科学的生活方式。
5) 增强健康理念,从而理解、支持和倡导健康政策、健康环境。

(三) 内容

1) 建立和完善适应社会发展的健康教育与健康促进工作体系。
2) 做好重大疾病和突发公共卫生事件的健康教育与健康促进。
3) 深入开展城市社区的健康教育与健康促进。
4) 重点人群健康教育与健康促进。
5) 控制烟草危害与成瘾行为。

二、护理健康教育

21 世纪对护士的一个最大的挑战,就是一个护士不但要成为称职的操作者,而且要成为称职的教育者。要能够像打针、输液那样娴熟地开展健康教育工作,使人们在就医的过程中不但获得身体的康复,还要获得知识上的增加,护士只有完成了对病人的科学的、系统的健康教育工作,才可以说实现了对病人的整体护理。当然,这种教育还包括病人的家属及社会人员。

(一) 概念

护理健康教育是健康教育大系统中的一个分支,主要由护士进行,利用护理学与健康教育学的基本理论和方法,通过护理人员有目的、有计划、有评价的教育活动,使教育对象接受健康相关知识指导及健康相关行为的干预,使其行为向着有利于健康的方向发展。是现代护理为满足护理对象健康需求而赋予护士的重要职责。

护理健康教育也是一个十分宽泛的概念,按教育场所可分为:医院护理健康教育、社区护理健康教育、家庭护理健康教育等;按目标人群可分为:儿童护理健康教育、青少年护理健康教育、妇女护理健康教育、老年护理健康教育等;按教育的目的或内容可分为:疾病护理健康教育、营养护理健康教育、生理与病理健康教育、心理护理健康教育等。

(二) 目的和意义

随着健康观念的转变和系统化整体护理的普遍实施,健康教育在护理工作中越来越占有举足轻重的地位。护理健康教育的有效开展,护士通过向目标人群传授疾病的有关知识和技能,调动其积极参与护理活动,改变不健康行为,消除或降低危险因素,提高疾病的治愈率和康复率,降低并发症,进而提高人们的生活质量起着至关重要的作用。同时通过开展护理健康教育还可以提高护士的整体素质,改善护患关系,提高人们对护理工作的满意率。

（三）程序

应用护理程序开展健康教育使健康教育工作有别于以往的卫生知识宣教,从而使健康教育不仅作为一种宣传手段,而且也成为一种护理和治疗手段。而这一目标的实现,正是由于应用了护理程序。与应用护理程序开展临床护理一样,护理健康教育程序也包括了以下5个基本步骤:

（1）评估　系统地收集受教育者学习需求的资料和信息。

（2）诊断　对受教育者所需健康知识和帮助的判断。

（3）计划　对将开展的健康教育活动作出安排。

（4）实施　将计划中的各项教育措施落到实处的过程。

（5）评价　对教育效果作出判断,必要时进行重新评估。

（四）方法

护理健康教育是护理与教育的有机结合。应用教育学的基本方法是开展护理健康教育的有效途径。不同的教育方法具有不同的教育效果,而丰富多彩的教育方法为我们有针对性地 开展护理健康教育提供了最佳的教育手段。我们可以把常用的护理健康教育方法归纳为以下20种:讲授法、谈话法、演示法、读书指 导法、参观法、实验法、实习作业法、技术操作法、咨询法、小组法、座谈法、劝服法、传单法、展览法、标语法、墙报法、美术摄影法、广播录音法、幻灯投影法、影视法。

（五）医院护理健康教育的作用

在临床工作中,护理健康教育的必要性和重要性日益凸显,成为护理健康教育的重要组成部分。医院开展健康教育的主要目的是提高病人住院适应能力和自我保健能力。

1. 有利于满足病人的需求

随着医学模式的转变,病人不再被动的接受治疗、护理,掌握健康保健知识,提高自我保健能力,增强身体素质和维持健康,是病人和健康人所期望的生活目标,更多的渴望了解相关知识及自我护理保健。护理健康教育借助各种健康教育方式使提高病人住院适应能力和自我保健能力,获取有关疾病及健康保健知识,满足病人心理需求,帮助病人尽快进入角色。

2. 有利于改善护患关系,提高病人对护理工作的满意度

护理健康教育中护士与病人应形成指导、参与、合作这种新型护患关系,更符合人际关系的社会性,护士与病人地位平等,增强了病人对护理人员的信任感,病人有问题主动询问护士,护患关系得到良性发展。帮助病人自我控制、自我调节、自我监测疾病的变化及提高自我健康水平,达到非药物治疗的效果。

3. 有利于消除或降低危险因素,帮助病人克服不良心理因素

健康教育具有提高病人的依从性而减轻病人心理负担的治疗作用。例如,病人初入院对环境的介绍至熟悉很重要。如作息时间、物品摆放、水电安全等各项环节护士要一一介绍,减少病人对新入院的恐惧感。而健康教育对于手术的病人来说,是一项很重要的护理措施,告诉病人手术的必要性及手术方法,树立战胜疾病的信心,解除其恐惧感,使其能更好地配合医生施行手术并且对降低其手术后并发症的发生率也起了很大的作用。

4. 有利于提高护士的整体素质

健康教育学是一门涉及医学、教育学、行为学、传播学、心理学、社会学、经济学、管理学等多学科的综合应用科学。教育能力是护士履行教育职责的首要条件,健康教育工作对护士提出了更高的要求。护士不仅要有扎实的医学知识和护理技能,还要具备丰富的心理、社会、文化等方面的知识,掌握其沟通技巧,同时更要注重培养自身的素质和优良的品质,才能用自己的知识更好的开展护理健康教育。只有具有较高的综合素质,才能在健康教育中,针对病人的需求和接受程度,因人而异地向病人及家属传授有关知识和护理技能,以满足病人日益增长的健康需求。

(六)医院护理健康教育的内容

1. 入院教育

入院教育是住院病人健康教育的基础内容,包括病室人员、环境、工作与休息时间、住院规则等内容的介绍等。其目的是使住院病人积极调整心理状态,尽快适应医院环境,配合治疗,促进康复。

2. 心理指导

所有住院病人都可能或多或少存在这样或那样的心理健康问题,护理健康教育的首要任务就是要帮助病人克服这些问题,安心住院治疗。

3. 饮食指导

合理适当的饮食将有助于疾病的康复,如高血压病人宜用低盐饮食,发热病人宜多饮水等。饮食指导要注意培养病人的健康饮食习惯。

4. 作息指导

凡有活动能力的病人都应鼓励其适当的活动和休息。对需要卧床的病人也应指导其做力所能及的床上锻炼,并注意调整卧床休息与睡眠的关系,避免日间睡眠过多造成夜间失眠。

5. 用药指导

应告诫病人谨遵医嘱,按时服药。同时应策略地讲清有些药物可能出现的副作用,严重时及时与医生和护士联系。

6. 特殊指导

凡需要特殊治疗及护理的病人都应做好相应的教育指导。例如,对手术的病人应做好术前、术后指导。

7. 行为指导

护士指导病人掌握一定的自我护理或促进健康的行为方法,是护理健康教育的重要内容,如糖尿病病人血糖的自身检测方法。

8. 出院指导

病人住院基本恢复健康后,在出院前,护士应给予出院指导,目的是巩固住院治疗及健康教育效果,进一步恢复健康。出院指导犹应注意预防疾病再次发生的指导。

▶▶▶▶ 本章小结 ◀◀◀◀

> 健康是一个复杂、多维、综合性且不断变化的概念,健康受到多种复杂因素的影响,概括起来有3种:生物因素、心理因素和环境因素。生存

质量是一个多纬度的概念，包括生理、心理、社会健康状况，主观满意度，疾病或与治疗有关的症状的广泛领域。促进健康的行为是个体或群体表现出的、客观上有利于自身和他人健康的一组行为。提高生存质量的护理活动包括生理、心理、社会领域。

疾病是机体身心在一定内外环境因素作用下所引起的一定部位机能、代谢和形态结构的变化，表现为损伤与抗损伤的整体病理过程，是机体内部及机体与外部环境平衡的破坏和正常状况的偏离或终结。健康和疾病的关系包括健康-疾病连续统一相模式、最佳健康模式。

病人因为患病会出现一些特殊行为、心理方面的反应，其本人、家庭乃至社会都将面对疾病及其治疗所带来的不同程度的变化和影响。在护理服务中，采取不同的相应措施，来阻止疾病的发生、发展或恶化，对疾病实施三级预防。

健康教育是教育人们树立健康意识、促使人们改变不健康的行为生活方式，并能自觉地选择有益于健康的行为生活方式。而护理健康教育的有效开展，对改变病人的不健康行为，消除或降低危险因素，提高病人的治愈率和康复率，降低并发症，进而提高人们的生活质量起着至关重要的作用。

▸▸▸▸◉ 思考题 ◉◂◂◂◂

1. WHO 对健康定义的定义是什么，何谓亚健康？

2. 从自身的经历分析，你认为影响健康的因素有哪些？

3. 目前人类的疾病谱发生了哪些变化，现代疾病观有什么特点，有哪些因素会影响个人对疾病的认识？

4. 从同学们在医院的经历来说，围绕在我们护理工作周围并影响护理操作的因素有哪些？

5. 什么是生活方式，良好生活方式包括哪些方面？

6. 结合实际例子，说明不良生活方式对健康的影响。可以用什么手段帮助人们改变不良生活方式？

（杭　丽）

第四章

卫 生 服 务

•••• 学习目标 ••••

掌 握 医院的概念、性质、功能、特点和分级。

掌 握 世界卫生组织卫生保健的战略目标。

掌 握 初级卫生保健概念。

掌 握 家庭病床的服务对象、范围和护理工作。

熟 悉 医疗卫生体系的概念。

熟 悉 医院业务科室设置及护理工作。

熟 悉 我国护理组织结构。

熟 悉 社区卫生服务。

了 解 医院的组织结构。

了 解 我国医疗卫生体系的组织结构和功能。

卫生服务体系是贯彻执行国家卫生工作方针政策,领导全国和地方卫生工作,制定具体政策,组织专业人员和群众运用医药卫生科学技术,推行卫生工作的专业组织机构。现代卫生服务体系的范围,已从治疗扩大到保健预防,从生理扩大到心理,从医院扩大到社区,形成了综合服务的概念。

第一节　我国医疗卫生体系

我国医疗卫生服务体系是整个国民经济体系中的一个重要的组成部分,为实现卫生工作的总目标,提高广大人民群众的健康水平,起着重要的组织保障作用。我国医疗卫生体系是指以医疗、预防、保健、医学教育和科学研究为功能,由不同层次的医疗卫生机构所组成的有机整体。

一、组织结构与功能

根据医疗卫生的工作性质和功能,我国医疗卫生体系的组织设置大致可以分为 3 大类:卫生行政组织、卫生事业组织和群众卫生组织。在任何医疗卫生组织系统中都有一批护理工作者和相应的护理管理部门。护理人员广泛活跃在医疗保健、卫生防疫、护理教育和护理科研的第一线。

（一）卫生行政组织

目前我国卫生行政组织的体制为：国家设有卫生部，省、自治区、直辖市设置卫生厅（局），地区、市县设置卫生局，乡镇或城市街道办事处设置卫生专职干部，负责所管辖地区的卫生工作。

卫生部、厅、局是主管省、自治区、市、县卫生工作的职能部门，其主要功能：根据党和国家对国民经济和社会发展的统一要求，制定全国和地区卫生事业发展的总体规划、方针和政策；制定相关卫生工作的法律、法规、技术规范等；制定医学科研发展规划；依据卫生法规、标准对公共卫生、劳动卫生、药品、食品、医疗器材等行使监督权，对重大疾病及医疗质量进行监测等。

（二）卫生事业组织

卫生事业组织是具体开展业务工作的专业机构。目前，按工作性质大体可分为如下6种。

1. 医疗预防机构

医疗预防机构主要承担诊疗和预防疾病的任务。在全国范围内具有分布最广、任务最重和卫生人员最为集中的特点。主要包括各级综合医院、专科医院、老人院、疗养院、康复医院、卫生院等。

2. 卫生防疫机构

卫生防疫机构主要承担预防疾病的任务。对危害人体的影响因素，如环境卫生、食品卫生以及学校卫生等进行监测和督察；对易流行的传染性疾病进行积极有效地防控安排等。包括各级卫生防疫站和专科防治机构，如职业病防治所、结核病防治所及国家卫生检疫机构等。

3. 妇幼保健机构

妇幼保健机构主要承担我国妇女、儿童健康的任务。负责制定对妇女、儿童卫生保健的规划，计划生育技术质量标准的监督检查和性技术的开发研究与优生优育工作。包括各级妇幼保健院（所、站）、妇产科医院、儿童医院及计划生育专业生育专业机构，如计划生育门诊部咨询站等。

4. 药品检验机构

药品检验机构主要承担发展我国医药学和保证安全用药的任务。包括国家药品监督管理局以及下属的省、市、县、乡各级药品检验机构。

5. 医学教育机构

医学教育机构主要承担发展医学教育，培养医药卫生人才的任务，并对在职医疗人员进行专业培训。包括各类医学院校、各市高等医学专科学校、卫生进修学院、卫生学校等。

6. 医学研究机构

医学研究机构主要承担医药卫生科学研究的任务，推动医学科学和人民卫生事业的发展，为我国医学科学的发展奠定基础。包括医学科学院、中西医学研究院、研究所、医学预防中心等。

（三）群众卫生组织

1. 群众性卫生机构

群众性卫生机构主要由国家机关和人民团体的代表组成群众性卫生组织。如血吸虫病防治委员会、爱国卫生运动委员会等。

2. 社会卫生学术团体组织

社会卫生学术团体组织主要由卫生专业人员组成的学术性社会团体。如中华医学会、中华护理学会、中国药学会等。

3. 卫生群众团体

卫生群众团体主要由广大群众卫生工作者和群众卫生积极分子组成的团体。如中国医师协会、中国红十字会等。

二、护理组织系统

(一)卫生部护理管理机构

卫生部下设的医政司护理处是卫生部主管护理工作的职能机构。其任务是负责为全国城乡医疗机构制定和组织实施有关护理工作的政策、法规、人员编制、规划、管理条例、工作制度、职责和技术质量标准等;配合教育、人事部门对护理教育、人事等工作进行管理;并通过卫生部护理中心,进行护理质量控制和技术的指导、专业骨干培训和国际合作交流。

(二)卫生部医院管理研究所护理中心

卫生部医院管理研究所护理中心原名"卫生部护理中心",1985年经卫生部批准建立,它是卫生部领导全国护理工作的主要参谋和咨询机构。主要任务是配合卫生部推动护理教育与临床护理工作的改革(医院、社区);配合卫生部开展护理相关政策、法规、规划、标准和规范的基础研究;承担卫生部国际合作项目,开展护理方面的国际交流;参与本所医院管理研究项目中护理相关课题的研究;具体负责《中国护理管理》杂志的出刊工作。

(三)各省、自治区、直辖市及其下属各级卫生行政部门的护理管理机构

其主要任务是在各级主管护理管理工作者的领导下,根据实际情况负责制定本地区护理工作的具体方针、政策、法规和技术标准;提出并实施发展规划和工作计划,检查执行情况;组织经验交流;负责听取护理工作汇报,研究解决存在问题;与当地护理学会相互配合共同做好护理工作。

(四)群众性护理学术团体

中华护理学会是我国护理科技工作者的学术性群众团体,受卫生部和中国科协双重领导。学会宗旨和任务是团结全国广大护理人员,繁荣和发展中国的护理事业,以促进护理学科获得杰出成果。其主要任务是:组织广大护理工作者开展学术交流和科技项目论证、鉴定;编辑出版专业科技期刊和书籍;普及、推广护理科技知识与先进技术;开展对会员的继续教育;发动会员对国家重要的护理技术政策、法规发挥咨询作用;向政府有关部门反映会员的意见和要求,维护会员的权利,为会员服务。

(五)医院内护理组织

医院护理组织系统是医院总系统中的一个重要的组成部分。目前我国医院实行护理部主任、科护士长和护士长的三级管理(300张病床以上)或总护士长、护士长的二级管理(300张病床以下)的护理管理系统。病室护理管理实行护士长负责制。

第二节 医院概述

一、概念

医院是对广大人群或特定人群进行防病治病的场所，应具备一定数量的病床设施、医疗设备和医术精湛的医务人员等，并通过集体协作，运用医学科学理论和技术，对门诊、急诊及住院病人实施诊治与护理的医疗事业机构。

医院是社会系统中一个有机组成部分，必须适应社会环境的改变和发展。医院的任务是提供医疗服务，承担保障人民健康的社会职责。

二、基本性质

卫生部颁发的《全国医院工作条例》指出："医院是治病防病、保障人民健康的社会主义卫生事业单位，必须贯彻国家的卫生工作方针政策，遵守政策法令，为社会主义现代化建设服务"，这是我国医院的基本性质。

三、功能

卫生部颁发的《全国医院工作条例》指出：医院的任务是"以医疗为中心，在提高医疗质量的基础上保证教学和科研任务的完成，并不断提高教学质量和科研水平。同时做好扩大预防，指导基层和计划生育的技术工作。"

1. 医疗

医疗是医院的主要功能。医院医疗工作以诊疗和护理两大业务为主体，与医院医技部门密切配合，形成一个医疗整体为病人服务。医院医疗分为门诊医疗、住院医疗、急救医疗和康复医疗。门诊、急诊医疗是临床工作的第一线，住院医疗是临床医疗的中心。

2. 教学

医学教育的一个显著特点：对每个不同医疗专业不同层次的专业人员、技术人员的培养，都必须经过学校教育和临床实践两个阶段。在职人员也需不断接受继续教育，不断更新知识和技术，才能适应医学科技发展的需要。因此，教学是医院的一项重要任务。

3. 科学研究

医院是发展医学科学的主要阵地，许多临床上的问题是科学研究的课题。开展临床研究，才能促进医学发展，提高医疗质量。

4. 预防和社会医疗服务

医院不仅要诊治病人，还须进行预防保健工作，提供社会医疗护理服务，成为人民群众健康保健服务的中心。既要扩大预防、指导基层、开展计划生育和社区家庭服务，又要进行健康教育、健康咨询及疾病普查等工作，提倡健康的生活方式和加强自我保健意识，以延长人们的寿命和提高人群的生存质量。

四、医疗服务的特点

1. 以病人为中心

医院各个部门的工作工作要围绕病人展开，为病人提供全方位医疗与护理服务。

2. 科学性与技术性

医务人员必须掌握较为全面的医学理论知识、熟练的医学技术技能和丰富的临床经验,这样才能提高病人诊疗的安全性。

3. 时间性与连续性

时间就是生命,尤其是抢救过程中必须做到分秒必争,以便能挽回病人的宝贵生命;并且也要做到对于重症疾病加强监测、连续地观察病情的变化,医院工作应在每个时间段都能安排合适的人数参与医疗与护理工作,以便能满足临床病人医疗护理服务的需求。

4. 社会性与群众性

医院是一个复杂的开放系统,其服务范围广,联系着社会、家庭和个人,医务人员要发扬救死扶伤的人道主义精神,满足社会对医疗、护理的需求,同时也应争取社会的支持,以便能综合运用各种资源,更好地满足病人的需要。

5. 随机性与规范性

医院各个科室的病种复杂多样,病情又千变万化,需要严密观察和及时处理;一些突发事件和难测性灾害等的发生,又需随时应对和及时实施抢救;同时,医院工作关系到人的生命安全,因此,医院必须要求具备严格的规章制度,在医疗护理工作程序和技术操作的执行上做到规范执行、一丝不苟。

6. 复合型劳动

医院工作是体力劳动和脑力劳动的结合,也是赋予创造性内容的劳动形式。要充分调动医务人员的积极性、主动性和创造性,才能更好地发挥其价值。

五、类型

医院按不同划分条件进行分类,可划分为各种类型。

(一)按收治病人范围分类

按收治病人范围分类可分为综合医院和专科医院,二者有互补作用。

1. 综合性医院

综合性医院是设有一定数量的病床,分内、外、妇产、儿、眼、耳鼻喉等各种专科及药剂、检验、放射等医技部门和相应人员、设备的医疗服务机构。

2. 专科医院

专科医院是防治某些特种病人的医疗机构,如传染病医院、精神病防治医院、儿童医院以及妇产科医院、口腔医院、肿瘤医院、康复医院和职业病医院等。

(二)按特定任务分类

按特定任务分类可分为军队医院、企业医院和医学院校的附属医院等。

(三)按所有制分类

按所有制分类可分为全民所有制医院、集体所有制医院、个体所有制医院和中外合资医院等。

（四）按经营目的分类

按经营目的分类可分为非营利性医疗机构和营利性医疗机构。我国拥有绝大部分医疗机构为公有制体制，主要属于非营利性医疗机构。

1. 非营利性医疗机构

非营利性医疗机构是指为社会公共利益而设立和运营的医疗机构，不以营利为目的，其收入用于弥补医疗服务成本，实际运营中的收支结余不能用于投资者的回报，只能用于自身发展，如改善医疗条件、引进技术、开展新的医疗服务项目等。政府举办的非营利性医疗机构主要提供基本医疗服务，并完成政府交办的其他任务；其他非营利性医疗机构主要提供基本医疗服务。

2. 营利性医疗机构

营利性医疗机构是指医疗服务所得收益可用于投资者经济回报的医疗机构。营利性医疗机构根据市场需求自主确定医疗服务项目，并报卫生行政部门核实，参照执行企业财务、会计制度和有关政策。营利性医疗机构依法自主经营，医疗服务价格开放，实行市场调节价，根据实际服务成本和市场供求情况自主制定价格。

当发生重大灾害、事故、疫情等特殊情况时，各类医疗机构均有义务执行政府指令性任务。

（五）按分级管理分类

依据我国国情实施标准化分级管理制度。根据医院不同任务和功能，不同的技术质量水平和管理水平、设施条件，将医院划分为三级（一、二、三级）十等（每级医院分甲、乙、丙等和三级医院增设特等）。

1. 一级医院

一级医院是指直接向一定人口（≤10万）的社区提供医疗、预防、保健和康复服务的基层医疗卫生机构。一级医院是提供社区初级卫生保健的主要机构。如农村乡镇卫生院、城市街道医院、地市级的区医院和某些企事业单位的职工医院。

2. 二级医院

二级医院是向多个社区提供全面连续的医疗、护理、预防保健、康复服务的卫生机构，能与医疗相结合开展教学科研工作及指导基层卫生机构开展工作。如一般市、县医院和直辖市的区级医院。

3. 三级医院

三级医院是指国家高层次的医疗卫生服务机构，是省（自治区、直辖市）或全国的医疗、预防、教学和科研相结合的技术中心，提供全面而连续的医疗护理、预防保健、康复服务和高水平的专科服务。指导一、二级医院业务工作和相互合作，如省、市级大医院和医学院的附属医院。

六、组织结构

不同级别的医院所承担的社会职能有所不同，但医院的机构设置基本相同。

（一）医院行政管理组织机构

医院行政管理组织机构一般包括院长办公室、诊疗部门、预防保健部门和行政部门。一级医院院长办公室可设人事、保卫、文秘、档案等岗位；行政部门可设财务组、总务组。二级医院和三级医院可设院长办公室、门诊部、护理部、医务处（科）、科教处（科）、设备科、信息科、预防保健科、人事处(科)、财务处(科)、总务处(科)、膳食科等。三级医院行政管理组织机构模式见图5-1。

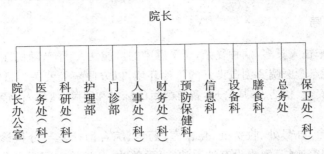

图5-1 三级医院行政管理组织机构示意图

(二)医院业务组织机构

医院的业务组织结构主要是指临床业务组织和医技组织两个机构。由于各级医院的规模、任务不同,医院的机构设置也不相同。一级医院中业务组织和临床科室的开设数量可根据本院的专业特色及人才情况而增减。二、三级医院中由护理部和医教科对临床各科室做好协同调配管理,护理部主要承担临床科室和医技科室的护理管理工作。三级医院业务组织机构模式见图5-2。

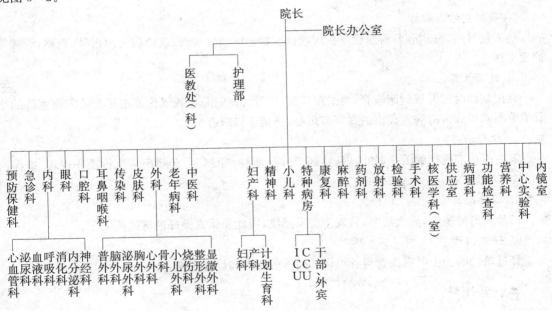

图5-2 三级医院业务组织机构示意图

第三节 医疗服务设置及护理工作

一、门诊部

门诊是医疗工作的第一线,是直接对人群进行诊断、治疗和预防保健的场所,医护人员要提供优质的服务,使病人及时得到诊断和治疗。

（一）设置和布局

门诊工作具有来往人员多,病种复杂,交叉感染的可能性大,季节随机性强,工作人员流动性大,看病时间短等特点。医院要创造良好的门诊环境,以方便病人就医为目的,突出公共卫生医疗服务,做到安静、安全、整洁、布局合理,备有醒目的标志和路牌,使病人感到亲切、宽松,对医院有信任感。

门诊设有导医台、挂号处、收费处、化验室、药房、综合治疗室与分科诊察室等。诊察室应备诊察床,床前有围帘遮挡;室内设有洗手池,桌面整洁,各种检查用具及化验单、检查申请单、处方等应放置有序。综合治疗室内设有必要的急救设备,如氧气、电动吸引器、心电监护仪、急救药品等。

（二）护理工作

1. 预检分诊

预检护士需由实践经验丰富的护士担任。应热情、主动接待来院就诊的病人,简明扼要询问病史、观察病情后作出初步判断,给予合理的分诊指导和传染病管理。做到先预检分诊,后挂号诊疗。

2. 安排候诊与就诊

病人挂号后,分别到各科候诊室依次就诊。护士应做好候诊、就诊病人的指导、观察、管理等护理工作。

3. 健康教育

利用候诊时间开展健康教育,可采用口头、图片、黑板报、电视录像或赠送有关方面宣传的小册子等不同形式。对病人提出的询问应耐心、热情予以解答。

4. 执行治疗

需在门诊部进行的治疗,如注射、换药、导尿、灌肠、穿刺等,必须严格执行操作规程,确保治疗安全、有效。

5. 消毒隔离

门诊人群流量大,病人集中,易发生交叉感染,因此要认真做好消毒隔离工作。

6. 保健门诊

经过培训的护士可直接参与各类保健门诊的咨询和诊疗工作。

二、急诊科

急诊科是医院诊治急症病人的场所,是抢救病人生命的第一线。对危及生命及意外灾害事件,应立即组织人力、物力,按照急救程序进行抢救。急诊科护士要求责任心强,有良好的素质,具备一定的抢救知识和经验,技术熟练、动作敏捷。急诊科护理的组织管理和技术管理应最优化,达到标准化、程序化、制度化。

（一）设置和布局

急诊科一般设有预检处、诊疗室、治疗室、抢救室、监护室、观察室、换药室等。此外,还配有药房、化验室、X射线室、心电图室、挂号室及收费处等,形成一个相对独立的单位。

急诊科环境要宽敞,光线明亮,空气流通,安静整洁;要有专用通道和宽敞的出入口,标志和路标醒目,夜间有明显的灯光;要以方便急诊病人就诊为目的和最大限度地缩短就诊前的时间为原则,以争取抢救时机。

(二)护理工作

1. 预检分诊

病人被送到急诊科,应有专人负责出迎。预检护士要掌握急诊就诊标准,做到一问、二看、三检查、四分诊。遇有危重病人立即通知值班医生及抢救室护士,遇意外灾害事件应立即通知护士长和有关科室,遇有法律纠纷、刑事案件、交通事故等事件,应迅速向医院保卫部门报告或与公安部门取得联系,并请家属或陪送者留下。

2. 抢救工作

(1)急救物品准备　包括:①一般诊疗及护理物品;②无菌物品及各类无菌急救包;③各类抢救器械;④抢救药品:各种中枢神经兴奋剂、镇静剂、镇痛药、抗休克、抗心力衰竭、抗心律失常、抗过敏及各种止血药;⑤通信设备。

(2)急救物品管理　一切抢救物品做到"五定",即定数量品种、定点安置、定人保管、定期消毒、灭菌和定期检查维修。使急救物品完好率达100%。护士需熟悉抢救物品性能和使用方法,并能排除一般性故障。

(3)配合抢救　严格按抢救程序、操作规程积极实施抢救措施并且做好抢救记录和查对工作。

3. 留观室

急诊科设有一定数量的观察床,又称急诊观察室。收治已明确诊断或暂不能确诊者,或病情危重暂时住院困难者。

三、病区

病区是住院病人接受诊疗、护理及休养的场所,也是医护人员全面开展医疗、护理、预防、教学、科研活动的重要基地。

(一)设置和布局

每个病区均设有一般病室、治疗室、抢救室、医生办公室、护士办公室、配膳室、盥洗室、浴室、库房、医护值班室等,有些医院病区还可设置娱乐室、示教室、健身室等。

每个病区设置30~40张床位,每间病房设置2~6张病床,尽量配有卫生间。病床之间设有屏风或围帘,以便在必要时遮挡病人,保护病人的隐私。普通病室两床之间的距离不少于1 m。

(二)护理工作

病区实行科主任、科护士长领导下的主治医生、护士长分工负责制。根据病人病情和护理程序的工作方法而制定不同的护理措施。病人入院后,按病情的轻、重、缓、急及医嘱给予不同级别的护理,具体的工作内容包括:

1）准确评估病人的健康状况，确定护理诊断，及时制定护理计划，全面落实护理措施，及时评价护理效果，并适时补充修改护理计划。

2）巡视病房，进行临床病情监测，了解病人的病情变化及治疗效果。

3）执行医嘱，协助医生完成各项诊疗护理技术操作和抢救工作，杜绝各种差错事故的发生。

4）做好病人的生活护理，满足病人舒适、清洁、安全方面的需要。

5）开展健康教育，指导病人进行功能锻炼等自护活动。

6）做好入院、出院、转院及死亡病人的护理工作。

7）严格按照要求书写和保管各种护理文件。

8）做好病区消毒隔离工作，预防医院感染的发生。

9）做好病区环境管理工作，避免和消除一切不利于病人康复的环境因素。

10）开展临床护理科研，不断提高临床护理的质量和水平。

11）了解病人心理需求及变化，认真做好心理护理。

第四节　社区卫生服务

一、社区

我国著名社会学家费孝通先生将社区定义为"若干社会群体（家庭、氏族）或社会组织（机关、团体）聚集在某一地域说形成的一个生活上相互关联的大集体"。美国学者戈派革 Green and Anderson（1986 年）认为："社区是一个社会单元，由一群人共同生活在一起而组成。作为一个社会的群体，它具有资源结构及行为规范，并管理着环境及行为。"简而言之，社区是一定地域内具有某些共同特征的人群在社会生活中所形成的共同体。

二、社区卫生服务

社区卫生服务是社区建设的重要组成部分，是在政府领导、社区参与和三级卫生机构指导下，以基层卫生机构为主题，全科医师为骨干，合理使用社区资源和适宜技术，以人的健康为中心，以家庭为单位，以社区为服务范围，以需求为导向，以妇女、儿童、老年人、慢性疾病病人、残疾人为重点，以解决社会主要卫生问题、满足基本卫生服务需求为目的，融预防、医疗、保健、康复、健康教育、计划生育技术服务等为一体的，有效、经济、方便、综合、连续的基层卫生服务。

三、社区护理

随着社会的进步和医学的发展，人口老龄化问题日益突出，以及近年来传统家庭结构的变化和医疗费用的增长，健康保健已面临着新的挑战，仅靠现有的医疗机构已不能满足人们治病就医的需求，因此，开展社区护理已成为中国卫生保健的发展趋势。

1. 概念

社区护理是将公共卫生学及护理学的知识与技能结合，借助有组织的社会力量以社区为基础，人群为服务对象，社区护理的护士对个人、家庭及社区提供服务。社区护理代表了社区卫生与护理两方面的内涵,它不仅注意到个人的健康安宁,而且也注意到社区整个人群的健康,包括疾病和受伤的预防、健康的恢复以及增进健康。更明确地说,社区护理是有组织的社会力量,提供个人、家庭、社区的一种服务,社区护士以同情、和蔼、亲切的态度以及刻苦耐劳的精神,应用临床医学、公共卫生学、社会科学方面的知识,矫正每一个人生理或心理上的不适,预防疾病的发生,以保持健康,必要时并从事健康人和居家病人的访视与护理。由此可知,一名社区护士仅有临床护理理论知识与实践工作经验是不够的,还必须掌握社区护理理论知识及一定的社区工作实践经验。

2. 工作特点

社区护理与医院临床护士比较,从事社区护理的护士的工作内容有以下几个特点:

1) 社区护理的重点是家庭、社区以及有关团体。

2) 社区护士在不同的机构内根据不同健康层次提供相应服务。

3) 社区护士必须与不同机构打交道,有时为了个体和工作必须与相关单位协调。

4) 社区护士除做居家护理时有必要执行医嘱外,一般情况下是独立工作的。

5) 社区护理是以家庭为中心的护理。除传染病外,应鼓励家属的自主与自我管理。

6) 社区护士通过与各家庭的各种接触,可以观察到家庭环境中对健康的影响因素。

7) 因个案的需求可能必须与其他医学专业人员联系,所以,社区护士与其他人员的联系较多。

第五节 家庭病床

21世纪的医学,将从传统的治疗模式转变为群体保健、预防模式。家庭病床的建立,开拓了扩展医院社会功能的新路子,医院将不仅为住院病人进行治疗,而且要面向社会、面向家庭,开展预防、保健和社会医疗服务,真正成为人民健康的服务中心。家庭病床的建立是预防、医疗、康复三位一体的好形式。它既方便了病人,又缓解了医院床位的紧张,还削减了医疗费用,减轻病人、家庭及社会的负担。随着老龄化社会的到来,家庭病床的优势将更为突出,护理人员是家庭病床工作中的主力军。

一、概念

家庭病床是指医疗机构为了最大限度地满足社会医疗需求,派出医护人员,选择适宜在家庭环境中医疗和康复的病种,让病人在自己熟悉的环境里,在家人陪伴下照顾下接受治疗和护理。

二、收治的对象和范围

1) 病情适合在家庭治疗,给予支持治疗和护理以减轻痛苦的病人。

2) 经住院治疗、急诊留观或手术后恢复期,病情稳定但仍需继续治疗的病人。

3) 年老、体弱、行动不便,到医院就诊有困难的病人。

三、护理工作

以人的健康为中心,运用护理程序的方法,收集病人资料,找出病人的健康问题,制定护理计划,落实各项护理措施,满足病人需要,并评价护理效果。

具体工作内容如下。

1）提供治疗及护理服务,如注射、换药、按摩、导尿、灌肠等。

2）指导与协助病人正确进行功能锻炼,如肢体功能、呼吸功能及膀胱功能的锻炼。

3）健康教育。介绍有关疾病的防治知识、用药知识、科学的饮食起居知识、家庭中一般物品的消毒隔离方法,还要对病人进行自我保健责任与意识的教育。

4）做好心理护理。帮助病人克服由于疾病的痛苦所造成的心理障碍,并积极争取家属的配合和支持。

5）及时解决病人存在或潜在的护理问题,做好效果评价的记录。

6）根据病人情况,联系医院检查或住院治疗等。

第六节　卫生服务策略

一、初级卫生保健

初级卫生保健(PHC)依然是实现"人人享有卫生保健"的策略。初级卫生保健是一种基本的卫生保健,是世界卫生组织于1978年9月在苏联的阿拉木图召开的国际初级卫生保健大会上提出的概念。《阿拉木图宣言》给初级卫生保健下的定义:初级卫生保健是依靠切实可行、学术上可靠又受社会欢迎的方法和技术,通过社区的个人和家庭的积极参与普遍能享受的,并在本着自力更生及自决精神在发展的各个时期群众及国家能够负担得起的一种基本的卫生保健。实施初级卫生保健是实现"2000年人人享有卫生保健"目标的基本途径和基本策略。它既是国家卫生系统和社会经济发展的组成部分,是国家卫生系统的中心职能,也是个人、家庭和社区与国家卫生系统接触的第一环,卫生保健持续进程的起始一级。

二、人人享有卫生保健

人人享有卫生保健,这是全球战略目标。1977年5月,世界卫生组织在瑞士日内瓦召开全球第30届世界卫生大会作出决定,世界卫生组织和各国政府的主要卫生目标应该是:到2000年使世界所有人的健康状况能在社会和经济两方面都享有卓有成效的生活水平,即称"2000年人人享有卫生保健"。这一目标指的是:实现人人都能够有效地进行工作,能积极参加所在社区的社会生活,每个人都应享有初级卫生保健,而且卫生保健起始于社区、家庭和工厂等。

三、健康新视野

由于全球人口的不断增加,平均期望寿命延长,人口结构改变,老年人口比例增加,带来一系列新的问题。卫生问题面临新的挑战,必须研究新的策略,以便有效地利用各国与地区的卫生服务以及有限的卫生资源,成功地解决新老问题。WHO对其成员国制定的21世纪卫生政策的原则是:继续坚持执行"人人享有卫生保健"的战略,并根据各国、各地区的实际情况制定各自的行动计划。

1994年,WHO西太平洋地区办事处提出了建立"健康新视野"(new horizon)的战略框架,并于1995年发表《健康新视野》重要文献,明确指出:未来的工作方向必须将侧重点从疾病本身转向导致疾病的危险因素和促进健康方面来;未来的卫生干预必须是以人为中心,以健康状况为中心;健康保护与健康促进是未来年代的两个核心概念。健康保护是在承认人类生命脆弱性的前提下,向人群提供必要的科学技术援助,防止各种有害因素对健康的危害;健康促进是指个人与其家庭、社会和国家一起采取措施,鼓励健康的行为,增强人们改进和处理自身健康问题的能力。

健康新视野的实施包括如下 3 项:

1. 生命的培育

确保婴幼儿不仅能在生命的最初几年内得以存活,并适当培育,而且使其在其一生中都能发挥潜能。

2. 生命的保护

支持个体全面发展和维持健康的生活方式,保护他们免受潜在有害环境所引起的疾病的困扰。目的在于尽可能以最经济有效和公平的方式,延长富有创造力、健康及没有伤残的生命。

3. 晚年的生活质量

使所有老年人获得并保持充满创造力及有意义生活所必需的身体、精神和社会适应能力。

四、健康城市

(一) 起源

健康城市是世界卫生组织面对 21 世纪城市化问题给人类健康带来挑战而倡导的行的行动战略。它起源于 1985 年世界卫生组织欧洲地区专署的"健康城市项目"。当今世界对城市的存在和发展提出了新的要求,即城市不仅仅是片面追求经济增长效率的经济实体,同时应该是能够改善人类健康的理想环境,城市应被看作是一个有生命、能呼吸、能生长和不断变化的有机体。为此,WHO 在 1986 年首次提出健康城市战略,1986 年第一个健康城市在里斯本诞生。1996 年 WHO 针对全球的迅速城市化以及城市卫生状况,从保障社会的健康发展出发,制定了健康城市发展规划,提出了健康城市的标准。

(二) 定义

1992 年,WHO 公布了健康城市的定义为:城市应该是由健康的人群、健康的环境和健康的社会有机结合发展的一个整体,应该能改善其环境,扩大其资源,使城市居民能相互支持,以发挥最大潜能。

(三) 标准

1996 年 4 月 5 日,WHO 公布了健康城市 10 项标准,具体规定了健康城市的内容。这是 WHO 根据各国开展健康城市活动的经验,对健康城市提出的要求。同时指出各国也可根据本国国情作相应的调整,内容如下:

1) 为市民提供清洁安全的环境。

2) 为市民提供可靠的持久的食品、饮水、能源供应,具有有效地清除垃圾系统。

3) 通过富有活力和创造性的各种经济手段,保证市民在营养、饮食、住房、收入、安全和工作方面的基本要求。

4) 拥有一个强有力的互相帮助的市民群体,期中各种不同的组织能够为了改善城市健康而协调工作。

5）能使其市民参与制定设计他们日常生活、特别是健康和护理的各种政策。

6）提供各种娱乐和休闲活动场所，以方便市民之间的沟通和联系。

7）保护文化遗产并尊重所有居民（不分种族或宗教信仰）的各种文化和生活特征。

8）把保护健康视为公众决策的组成部分，赋予市民选择有利于健康行为的权力。

9）做出不懈努力争取改善健康服务质量，并能使更多市民享受健康服务。

10）能使人们更健康长久地生活和少患疾病。

▸▸▸● 本章小结 ●◂◂◂

> 卫生服务体系是贯彻执行卫生工作方针，领导卫生工作，制定具体政策，组织专业人员运用医药卫生技术，推行卫生工作的专业组织机构。
>
> 医院是对人群进行防病治病的场所，应具备一定数量的病床设施、医疗设备和医术精湛的医务人员等，并通过集体协作，运用医学科学理论和技术，对门诊、急诊及住院病人实施诊治与护理的医疗事业机构。医院的任务是以医疗为中心，在提高医疗质量的基础上保证教学和科研任务的完成，并不断提高教学质量和科研水平，同时做好扩大预防，指导基层和计划生育的技术工作。根据医院不同任务和功能，将医院划分为三级十等。医院业务科室设置可分为门诊、急诊和病区，分别展开有针对性的医疗和护理工作。
>
> 社区卫生服务是以人的健康为中心，以家庭为单位，以妇女、儿童、老年人、慢性疾病病人、残疾人为重点，开展的基层卫生服务。初级卫生保健（PHC）是实现"人人享有卫生保健"的策略。
>
> 家庭病床是指医院派出医护人员，让病人在家人陪伴下在熟悉的环境中接受治疗和护理的诊疗方式。适应于年老、体弱、行动不便的病人以及病情稳定但仍需继续治疗的病人。

▸▸▸● 思考题 ●◂◂◂

1. 试述我国医疗卫生体系的组织结构与功能。我国卫生医疗体系的组成有哪些？
2. 试述我国的护理组织系统。
3. 试述医院的定义、性质、功能、特点、类型与组织结构。
4. 试述社区的定义，社区卫生服务的定义、策略。
5. 试述结合医院工作和社区工作的特点，请谈谈你对护理工作的认识。
6. 试述家庭病床的概念，并描述其适应人群。

（夏秋蓉）

第五章

文 化 与 护 理

学习目标

掌握 文化的概念和文化的特征。

掌握 文化休克、文化护理的概念。

熟悉 文化背景的影响因素。

理解 文化与护理的关系。

掌握 文化护理原则帮助病人应对文化休克。

了解 文化护理的策略。

在现代信息高速发展的今天,护理也将受到不同国籍、不同语言、不同习俗要求的影响,文化护理是护理学发展和社会发展的必然产物,是护理学的一个新内容,它将丰富现代护理理论和实践,也必将推动护理事业的发展。护理专业是为他人服务的专业。为了从多方位的角度全面满足服务对象的需求,需要评估服务对象的宗教、种族、性别、职业、经济社会地位等文化背景,理解他们在一定的文化背景下产生的行为,制定符合个体化的整体护理计划,提供相应的文化护理,满足服务对象生理、心理及社会文化的护理需求。

第一节 文 化 概 述

一、文化

1. 概念

文化是一定历史、地域、经济、社会和政治的综合反映,是在某一特定群体或社会的生活中形成的,并为其成员所共有的生存方式的总和,包括价值观,语言、知识、信仰、艺术、法律、风俗习惯、风尚、生活态度及行为准则,以及相应的物质表现形式。不同民族、不同文化背景产生不同的行为规范,导致不同的社会发展。

文化现象一般包含3个方面:人们活动的物质财富、精神产品以及活动方式。

2. 主流文化与亚文化

(1) 主流文化 是统治阶层和主流社会所倡导的文化,代表了社会的主要发展方向。

（2）亚文化　当一个社会的某一群体形成一种既包括主流文化的某些特征，又包括一些其他群体所不具备的文化要素的生活方式时，这种群体文化被称为亚文化。

二、特征

文化是人类在社会历史发展过程中所创造的物质文明和精神文明的总和，具有以下几个特征。

1. 民族性

如筷子代表中国、刀叉代表西方等。

2. 继承性

如中国人见面握手最早起源于狩猎时的沟通。

3. 获得性

任何一个国家的文化都在进步和发展，从其他国家借鉴也可从书本中学到。

4. 共享性

比如我国四大发明在其他国家也在使用，还有因筷子使用方便，现在很多西餐厅也备有筷子等。

5. 复合性

任何一个文化现象都不是单一独立存在，与主流文化不冲突的情况下同时存在，如宗教信仰。

6. 适应性

人从一出生就在适应着环境，适应着文化，如我们去一个陌生的环境，也都是从一开始不习惯其生活方式，然后慢慢接受到习惯。

三、文化休克

（一）概念

文化休克是一种常见的文化现象，它经常发生在不同国家之间、不同民族之间、不同群体和不同地区之间的社会文化互动过程之中。特指生活在某一种文化环境中的人初次进入到另一种不熟悉的文化环境，因失去自己熟悉的所有社会交流的符号与手段所产生的思想混乱与心理上的精神紧张综合征。如病人因病住院，由于角色的转变，环境的不适应和个人受教育层次、承受压力能力的不同而产生不同程度的精神紧张、缺乏自信等。

（二）原因

造成文化休克的原因主要是人们失去了他们所习惯的在社交场和所运用的标志、信号，从而引发了他们的忧虑和不知所措。

1. 沟通（communication）

（1）语言沟通　由于不同的文化背景、文化观念的差异，表现在价值观念、行为规范上，对事物认识上的偏差，带来沟通的障碍。

（2）非语言性沟通　非语言性沟通的形式有身体语言、空间效应、反应时间、类语言、环境等因素。那些人们习惯用的手势、语言、交流方式，成为了人们文化的一部分，在不同文化有着不同的含义。

2. 日常生活活动差异

生活方式、生活习惯等方面的不同使得身处异乡的人难以适应，如吃东西不一样等。文化休克常见于移民当中或者是在一个社会内,不同文化背景的民族因文化生活环境发生根本性改变的时候。

3. 风俗习惯

不同的风俗、行为准则,是在人们成长的过程中慢慢积累形成的。因此,在遇到不同的社会习俗时常常人们由于不了解不同的文化和习惯被嘲弄、伤害,很容易感到迷惑和挫折。

4. 态度和信仰

人是文化动物,难免用自己的价值观来分析和判断我们周围的一切,长时期形成的文化价值观与新环境文化中的一些价值观不和谐或相抵触,这种价值观的矛盾和冲突,造成行为上无所适从。

5. 孤独

当人们进入一个新的社会环境,所接触的人和文化都是陌生的,就会产生孤独寂寞甚至是害怕的心情。所以人在他乡遇到老乡时会格外的感到亲切。

(三) 过程

文化休克大体经历 4 个阶段:蜜月(兴奋期)阶段、沮丧(或敌意)阶段、恢复调整阶段和适应阶段。

1. 蜜月阶段

蜜月阶段指人们刚到一个新的环境,由于有新鲜感,心理上兴奋,情绪上亢奋和高涨。

2. 沮丧阶段

"蜜月"期过后,由于生活方式、生活习惯等方面与自己文化不一样,尤其价值观的矛盾和冲突。兴奋的感觉渐渐被失望、失落、烦恼和焦虑所代替。

3. 恢复调整阶段

恢复调整阶段指在经历了一段时间的沮丧和迷惑之后,逐渐适应新的生活,找到了对付新文化环境的办法,解开了一些疑团,熟悉了新环境的语言,以及食物、味道、声音等非言语语言,了解了当地的风俗习惯,这时心理上的混乱、沮丧、孤独感、失落感渐渐减少,慢慢地适应了新的文化环境。

4. 适应阶段

在这一阶段,人们的沮丧、烦恼和焦虑消失了,基本上适应了新的文化环境,适应了当地的风俗习惯,能与新环境的人和平相处。

(四) 表现

1. 焦虑

(1) 生理表现 坐立不安、失眠、疲乏、声音发颤、手颤抖、出汗、面部紧张、瞳孔散大、眼神接触差、尿频、恶心和呕吐,特别动作增加(如反复洗手、喝水、进食、抽烟等)、心率增加、呼吸频率增加、血压升高。

(2) 情感表现 自诉不安,缺乏自信、警惕性增强、忧虑、持续增加的无助感、悔恨、过度兴奋、容易激动、爱发脾气、哭泣、自责和谴责他人,常注意过去而不关心现在和未来,害怕出现意料不到的后果。

(3) 认知表现 心神不定,思想不能集中,对周围环境缺乏注意,健忘或思维中断。

2. 恐惧

文化休克时,恐惧的主要表现是躲避、注意力和控制缺陷。

3. 沮丧

(1) 生理表现 胃肠功能衰退,出现食欲减退、体重下降、便秘等问题。

（2）情感表现　忧愁、懊丧、哭泣、退缩、偏见或敌对。

4. 绝望

文化休克时,绝望的主要表现是生理功能低下,表情淡漠,言语减少,感情冷漠,被动参加活动或拒绝参与活动,对以往的价值观失去评判能力。

（五）因素

文化休克产生的根源主要在于原有文化模式的根深蒂固,当一个人面对新的文化形态时,如果他还以原有文化作为认识和评判现有一切现象与行为的标准,就必定会产生出文化休克现象。与人格、自身价值观也有关系,特别是过分追求完美,害怕失败或好寻求赞许,把自己的愉快认为来自外界等特点的人,最容易引起心理冲突。

1）个人的健康状况。

2）年龄。

3）以往应对生活改变的经历。

4）应对类型。

（六）预防

当一个人遭遇文化休克,并可能因此而产生相应症状的时候,不仅需要具有个人的自尊、真诚与信心,而且还需要保持健康的自我意象和重塑个人文化需求的良好愿望,以减轻进入新的文化的适应压力,从以下几个方面采取应对措施。

1）预先了解新环境的基本情况,尤其对心理承受能力不强的人,利用一些时间进行相关的准备是必要的,正确调整好心态。如可以通过各种途径,充分了解新环境的风俗习惯、地理环境和人文知识。

2）针对新文化环境进行有针对性的模拟训练,要进行挫折教育,加强对心理素质的培养,养成乐观、豁达、开朗的性格,才会勇敢地面对生活中的困难和挫折,以增强适应能力。凡事做到"尽最大努力,做最坏打算"。到新环境首先应该有一种从零开始的想法,抛弃原角色中不适因素对现在的影响,以积极的姿态接受新环境。同时增加体育锻炼,提高身体素质和毅力,也是重要的方面。

3）制定适宜的工作目标。根据现阶段工作要求,结合个人实际情况,制定出一个切实可行的目标,注意在初期不要把目标定得太高,然后通过自己的努力去实现,如此持之以恒,循序渐进,必将有比较大的收获,由此产生成就感,增强自信,是克服文化休克的有效方法。

4）主动接触新文化环境中的文化模式,打开社交圈子,踊跃参加一些有益的社会活动,以开阔视野。

5）寻找有力的支持系统,个体在工作生活中要做到诚实谦虚,尊重别人、热情体贴、助人为乐,建立良好的人际关系,这样易于得到大家的欣然接受和真诚帮助,有利于进步。

第二节　文化护理

一、概念

文化护理是指护士按照不同护理对象的世界观、价值观、宗教信仰、生活习惯等采取不同的护理方式,为不同文化背景下的人们提供共性的和差异的护理,满足他们的健康需求。

二、文化背景对护理的影响

无论临床护理、家庭护理还是社区护理,护理工作的对象都是具有不同文化背景的人群。当人群出现生理、心理或精神问题寻求帮助时,护士要理解病人对健康、疾病的文化信仰和价值观念。不同民族、不同地域的人们都有自己特殊的习惯模式、语言和家庭生活模式、对疾病的应对模式,只有结合他们的文化模式作出全面的护理评估,才能提供个体化的整体护理。

(一)影响疾病发生的原因

文化中的价值观念、态度或生活方式,可以直接或间接地影响某些疾病的发生。我国西北地区的人以豪饮为荣,以酒交友、待客,劝酒不饮被认为是无礼行为,结果导致乙醇成瘾和慢性乙醇中毒性精神障碍,其发病率高于其他地区。我国是一个幅员辽阔的多民族国家,由于社会、历史、交通、自然条件等因素的制约,不同地区经济、科技、医药等发展水平不同,也使疾病的发生原因不同,例如有些少数民族地区近亲婚配,发育迟滞和精神分裂症等遗传病发病率较高。

(二)影响病人对疾病的反应

不同文化背景的病人对同一种疾病、病程发展的不同阶段反应不同。性别、教育程度、家庭支持等文化背景会影响病人对疾病的反应。

1. 性别的影响

不同性别的病人对疾病的反应不同。确诊癌症后,女性病人比男性病人的反应更加积极。因为中国文化要求女性贤惠、宽容,而只有心理稳定、能够容忍委屈和打击才能做到贤惠和宽容,所以当女性遭受癌症的打击时,能够承受由此产生的痛苦和压力,表现出情绪稳定和积极态度。而社会要求男性挑起家庭和社会的重担,而面临癌症时,男性认为自己没有能力为家庭和社会工作,从而产生内疚和无用感,感到悲观和失望。另外,我国文化社会更多地容忍女性表达各种各样的情绪,如当众哭泣得到怜悯和安慰;而男性不能转移自己的痛苦,因而把自己和他人、社会隔绝起来,出现程度不同的社交障碍。

2. 教育程度

教育程度也会影响病人对疾病的反应。一般情况下,教育程度高的人患病后能够积极主动地寻求相关信息,了解疾病的原因、治疗和护理效果。教育程度低的人认为治疗和护理是医务人员的事情,与己无关。病情恶化时,抱怨医务人员,更换求医途径,开始寻求民间的偏方。有时还会由于认知错误导致情绪障碍(例如,子宫切除后妇女,认为自己失去了女性的特征和价值,担心发胖,担心失去吸引力被丈夫抛弃,或认为再不能够进行性生活,导致性欲降低和性冷淡)。有时不仅病人出现错误的认识,病人的配偶、周围的亲戚、朋友也出现同样的认知错误。

(三)影响病人的就医方式

文化背景和就医方式有密切关系。个人遭遇生理上、心理上或精神上的问题,如何就医、寻找何种医疗系统、以何种方式诉说困难和问题、如何依靠家人或他人来获取支持、关心、帮助等一系列就医行为,常常受社会与文化的影响。

1. 宗教观念

宗教观念影响着人们的就医行为。例如,我国某些少数民族信奉的宗教认为疾病是鬼神附体或被人诅咒,所以对病人的治疗首先请宗教领袖或巫医"念经"或"驱鬼",祈求真主保佑使病人免除灾祸。当上述措施无效,病情严重时才送到医院救治。

2. 经济条件

病人的经济条件会影响病人的就医方式。经济条件好的人出现健康问题后会立即就医,而经济条件较差的人则会忍受疾病的痛苦而不去就医。

(四) 影响人们对死亡的认识

死亡是生命的终结,而对生命终结的认识与社会文化密切相关。中国传统文化对死亡的观点包括以下两种。

1. 中国传统的死亡心态文化

中国传统的死亡心态文化包括死亡心理文化和死亡意识文化。例如,对待死亡的态度、临终时所关心的事情、对待自杀的态度、死亡价值观等。

2. 中国传统的死亡行为文化

中国传统的死亡行为文化包括不同民族的居丧习俗(如临终关怀习俗、哭丧习俗)、不同民族的埋葬方式(如土葬、火葬、水葬、天葬等)以及不同的埋葬制度、丧礼及丧服制度。

三、原则

在多元文化的护理中,需特别注意避免发生文化强迫,应从病人的文化立场出发理解病人的文化背景和思想行为,尊重病人不同的文化要求,提供符合其文化需要的个性化的整体护理,从而有效地促进病人的全面康复。

(一) 综合性原则

在住院病人的护理过程中可以采取多方面的护理措施,如饮食护理、心理护理、支持护理等综合方法,使病人尽快适应医院的文化环境。

(二) 教育原则

病人在住院期间往往有获得有关疾病信息知识的需求,护士应根据病人的文化背景(接受能力、知识水平),有目的、有计划、有步骤地对病人进行健康教育。可以采用个别或集体指导方法,通过讲解、板书、多媒体、宣传册等形式,进行疾病的预防、治疗、护理和康复知识宣传,使病人正确认识疾病,积极参与疾病的治疗和护理过程。

(三) 调动原则

文化护理的目的之一就是调动病人的主观能动性和潜在能力,配合病人的文化需求,调动病人的参与意识,使病人积极配合疾病治疗和护理,做一些力所能及的自护,对疾病预后充满信心。

（四）疏导原则

在文化护理中，出现文化冲突时，应对病人进行疏导，使其领悟并接受新文化护理。

（五）整体原则

实施护理时，不仅要考虑到病人本人的因素，还应评估其家庭、社会因素，争取得到各方面的合作、支持和帮助，帮助病人适应医院的文化环境。

四、策 略

（一）满足病人文化需求的护理策略

文化因素与对病人实施的护理活动密切相关。护理措施应结合病人的文化背景，以满足病人的文化需求。

1. 理解病人的求医行为

了解病人对医院、医生、护理人员的看法与态度，结合病人对治疗和护理的期待进行护理（例如，有些病人因缺乏医学知识，认为只要舍得花钱吃药、治疗即可，却轻视护理效果。但临床上有许多身心疾病单靠吃药往往不能完全解决健康问题，也改变不了病人情绪和人际关系），因此，护士应根据具体情况进行健康教育、辅导和指导，以取得病人的同意和合作。

2. 明确病人对疾病的反应

护士在实施护理的过程中，应动态地了解病人的健康问题，以及病人对健康问题的表达和申述方式。东方文化强调人与人、人与自然之间的和谐。当人们的心理挫折无法表露时，往往把它压抑下来，以"否认""合理化"等防卫机制来应对，或以身体的不适如头疼、胃口不好、胸闷作为求医的原因，但如果进一步询问，大多数病人会描述自己内心的困扰、人际关系和文化的冲突。此时，护理人员不应该直接指出病人存在的是心理问题而不是生理问题，以免触犯病人对心理疾病的社会否认。护理人员应能够通过对病人的临床护理工作与病人建立良好的护患关系，进一步明确病人的社会心理问题，制定相应的护理措施，与病人、病人家属一起共同完成护理活动。

3. 建立适合文化现象的护患关系

护士与病人之间建立的关系既要符合治疗性的护患关系，又要适合"文化"现象的人际关系，护士需要考虑以下 3 点。

（1）及早建立良好的护患关系　在人际关系中，病人把接触的人分成"自己人"和"外人"，并区别对待。对"自己人"较信任，畅谈心事，期待关心；对"外人"则保持距离，不够信赖。护理人员护理的关键在于能够与病人建立起有治疗性的护患关系，尽早成为病人的"自己人"，取得病人的信赖与合作。

（2）理解病人的行为　不少病人由于受到文化观念的影响，对护理人员持有双重态度，即想依赖和不愿意依赖的复杂心理。病人一方面对护理人员的权威性如经验要求过多，依赖性很强，期望护理人员替自己解除困难；另一方面不一定听从护理人员的意见和安排，同一问题会同时要求医师或其他医务人员解决。护理人员应理解病人对待护理人员的态度和行为，满足病人的文化需求。

（3）重视病人的心理体验和感受　不同文化背景的人对同一问题有不同的解释模式，护理人员不能因为病人使用了与护理人员不同的文化模式来解释事情的发生及健康问题就认为病人荒唐、可笑，甚至认为病人不可理喻而不理睬病人。

（二）帮助病人适应医院的文化环境的策略

病人因为疾病而住进了医院，离开了原来所熟悉的生活及工作环境而进入陌生的医院环境，可能会出现不同程度的文化休克。在健康服务系统里，护理人员是帮助病人减轻、解除文化休克的最重要的成员，也是帮助病人尽快适应医院文化环境的专业人员。因此，护理人员在护理过程中应尊重不同文化背景下病人的文化要求、健康-疾病的观念、信仰和行为方式，向病人提供多层次、多体系、多方位、高水平、有意义和有效的护理服务，以预防和减轻住院病人的文化休克，使其适应医院的文化环境。

1. 站在多元文化的角度为病人提供护理

不同文化模式的人们对健康、疾病、治疗、护理等的需求会有所不同的。当病人从一个熟悉的环境，茫然中来到医院这样陌生的环境时，因受到陌生文化的冲击会产生心理和生理上的失衡，甚至产生"文化休克"。而临床护理涉及的文化冲击常见于语言、宗教信仰、饮食习惯、伦理道德、价值观等问题。

病人进入医院首先接触到的人是护士，所以，为不同国家、不同民族、不同文化背景的人们提供服务时，护士首先应该了解和熟悉病人的文化背景，分析文化差异对病人产生的影响，尊重每一位病人的生活习惯、宗教信仰及文化背景等，站在多元文化角度根据不同的社会角色因人施护，加强专科护理和心理护理，帮助病人协调各种关系，以减少文化冲击，适应文化环境，如帮助病人尽快熟悉医院环境：通过入院介绍使病人尽快熟悉和了解医院、病区、病室的环境、设备、工作人员、医院的规章制度等医院的文化环境（物理环境、人文社会环境），增加对医护人员的信任感及战胜病痛的信心。

2. 营造人文文化的就医环境

医院作为特殊的公共场所之一，能否拥有一个良好的治疗、休息环境，对病人也是尤为重要的。医院应根据不同的专科设置不同的环境布局，以体现专科特色和人文文化，并将医学宣教知识和人文知识有机结合，以丰富人们的生活健康知识。

3. 了解多元文化沟通的差异

沟通是人与人之间互通信息的过程，沟通的效果受文化背景和文化观念的影响，即使是同一种语言，其文化背景不同含义也不相同，如在中国可以互问年龄和婚姻，在西方国家询问同样的问题，对方可能会很生气，会导致沟通失败。因此，在护患沟通时护士应了解沟通中的文化差异，使用语言和非语言的沟通技巧建立良好的护患关系，如在治疗和护理中使用通俗易懂的语言，帮助病人预防和减轻住院引起的文化休克。在医院的环境中，医护人员使用的医学术语，如医学诊断的名称、化验检查报告、治疗和护理过程的简称等，可以造成病人与医护人员之间沟通交流的障碍。因此，护理人员应少用医学术语，与病人进行有效沟通。

4. 尊重病人的价值观念和传统习俗

不同民族和文化背景下，产生不同的生活方式、信仰、价值观念，护士应注意不同文化背景的病人的价值观念差异（例如，在道德观念上，中国人主张"孝道"，对住院的老年人往往照顾得无微不至，为了尽孝，包揽了所有的生活护理，却使得老年人丧失了自我、自立，作为护士应顺应老年病人、病人家属的价值观念,满足他们的自尊心和愿望)。

（1）饮食方面　我国满族、锡伯族禁食狗肉;蒙古族禁食牛肉;回族、塔吉克族、维吾尔族等民族信仰伊斯兰教,禁食猪肉,每年回历月斋戒期间从黎明到日落禁止进食和饮水。

（2）特殊忌讳　南方人忌讳数字"4",认为是"死"的谐音,不吉利,所以在安排床位上应尽量避开病人所忌讳的数字。

（3）民族习俗　有的民族术前不宜剃阴毛;有的民族手术前要进行祈祷等。此外,在病情观察、疼痛护理、临终护理、尸体料理和悲伤表达方式等方面要尊重病人的文化模式(例如,应对信仰伊斯兰教的病人尸体进行特殊的沐浴。不同性别的人表现悲伤的方式不相同,男人多保持沉默来怀念死者,女人则哭泣并需要别人安慰和支持)。

5. 寻找支持系统

家庭是病人的一个重要支持系统,因此护理人员应了解病人的家庭结构、家庭功能、亲子关系、教育方式等情况,利用家庭的力量预防文化休克。

随着社会经济文化的发展,世界人口流动频繁,跨国界的科学文化交流越来越广泛。这些现象意味着跨世纪的文化必然是多元文化,跨世纪护理人才必须掌握多元文化护理,即面向社会、面向世界,理解不同文化背景病人的需求,按照不同特点提供高水平、全方位的护理。

五、护士在满足服务对象的文化需求中的作用

文化护理要求护士按照不同护理对象的世界观、价值观、宗教信仰、生活习惯等采取不同的护理方式,为不同文化背景下的人们提供共性的和差异的护理,满足他们的健康需求,护士在满足服务对象的文化需求中起着以下几个方面的作用。

1. 综合管理者
组织和管理病人的饮食、治疗、心理等全过程。

2. 教育咨询者
对病人进行有计划、有目的、有步骤的健康教育。

3. 健康促进者
调动病人积极性和参与热情,配合治疗护理。

4. 心理疏导者
出现文化冲突时进行心理疏导,使其接受理解。

5. 整体协调者
考虑病人、家庭、社会等综合因素的影响。

本章小结

护士是多元文化护理的提供者,应具备良好的专业和文化素养,努力学习各种社会文化知识,掌握多种文化的价值观、信念与习俗,尊重不同文化背景下病人的文化要求,对健康与疾病的观念、宗教信仰和行为方式,将护理工作与病人的文化背景密切结合,针对病人的文化背景,创造适合病人的文化环境,制定切实有效的护理计划,提供符合病人文化需要的高品质护理服务。

■■■● 思考题 ●■■■

1. 简述文化休克的原因。
2. 从多元文化角度出发，你认为对病人应重点评估哪些内容？
3. 在医院环境中对出现文化休克的病人应采取哪些护理对策？

（杭 丽）

第六章

需要理论与护理

学习目标

熟悉 需要的特征及影响需要满足的因素。
掌握 马斯洛需要层次论及其对护理的意义。
理解 需要理论应用于护理实践中的意义。
掌握 需要理论满足不同护理对象基本需要的护理策略。
了解 需要的分类。

　　人类为了自身的生存和发展,必须满足一些基本的需要。当人们这些需要得不到满足时,就会影响人的健康,甚至会导致疾病的发生。人的基本需要受许多因素的影响,如社会环境、价值观,甚至性格特征、情绪、身心状态等护士只有充分认识人类基本需要的内容及特点才能正确评估护理对象,帮助人们满足其基本需要,维持机体的平衡状态,增进健康。

第一节　概　　述

一、概念

　　需要(need)是人脑对生理与社会要求的反应。人是生物实体,又是社会成员,为了自身与社会的生存与发展,必然对一定的事物产生需求,例如食物、睡眠、情爱、交往等,这些需求反映在个体的头脑中,就形成了需要。当个体的需要得到满足时,就处于一种平衡状态,这种平衡状态有助于个体保持健康。反之,个体则可能陷入紧张、焦虑、愤怒等负性情绪中,并直接或间接影响个体的生理功能,造成对环境适应性下降,严重时可导致疾病。

二、特征

1. 对象性

　　人的任何需要都是指向一定对象的。这种对象既可以是物质性的东西,如食物、住所;也可以是精神性的,如被爱、审美等。无论是对物质的需要还是精神的需要,都必须有一定的外部物质条件才能获得满足。

2. 发展性

需要是个体生存发展的必要条件。个体在发展的不同阶段,有不同的优势需要。例如婴儿期的主要需要是生理需要,而少年期则产生了受尊重的需要。

3. 共同性与独特性

人与人之间的需要有相同的方面,也有不同的方面。这种需要的独特性是个体的遗传因素、环境因素所决定的。护理人员应细心观察病人的需要,及时给予合理满足。

4. 社会历史制约性

人有各种各样需要,但需要的产生与满足要受到人所处的环境条件与社会发展水平的制约。因此,个体应根据主、客观条件,有意识地调节自己的需要,合理地提出和满足自己的需要。

5. 无限性

人的需要并不会因暂时的满足而终止。当一些需要满足后,又会产生新的需要。新的需要又推动人们去从事新的满足需要的活动。正是在不断产生需要与满足需要的活动过程中,个体获得了自身的成长与发展,并推动了社会的发展。

三、分类

人类的需要是一个多层次的结构系统。根据不同的标准,可将人类需要分为不同类别,较常见的分类有以下2种。

1. 按需要的起源分类

需要可分为生理性需要和社会性需要。生理性需要是指人类最基本的需要,是人在维持机体正常生理功能方面的需要,也是人脑对生理需求的反应,如食物、空气、排泄等;而社会性需要是指人与人之间的相互作用、相互联系及相互影响方面的需要,如:爱与被爱、社交等。

2. 按需要的对象分类

需要可分为物质需要与精神需要。物质需要指个体为自身生存、生长方面对物质对象的需求,如衣、食、住、行等;而精神需要是指人在追求信仰、认知、精神寄托、抚慰、鼓励等方面的需要。

四、作用

需要是个体从事活动的基本动力,是个体行为积极性的源泉。正是个体有了这种或那种的需要,激发着人们在各个方面进行积极的活动,以满足自身的需要而保持机体的身心平衡状态。

根据需要的作用,护理人员在护理病人时,一方面应满足病人的基本需要;另一方面,也是更具有积极意义的方面,应激发病人依靠自己的力量恢复健康。只有当病人意识到自己有力量摆脱病情从而获得康复时,才会积极参与护理活动,与医护人员良好合作。在这种需要的满足过程中,个体的自护能力便得到了发展。

第二节 需要层次理论

人的需要是多种多样的,包括生理的、心理的和社会的。许多心理学家、哲学家对人类的需要

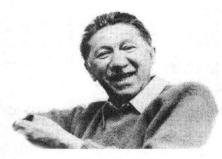

进行了研究,提出了不同的需要理论。其中最为著名,并在许多领域得到广泛应用的是美国著名心理学家马斯洛(Maslow,图 6-1)所提出的需要层次理论(hierarchy of basic human needs theory)。

一、主要内容

马斯洛把人的基本需要归纳为 5 个层次:生理需要、安全需要、爱与归属的需要、尊重需要、自我实现的需要(图 6-2)。后来他又在尊重和自我实现的需要

图 6-1　马斯洛

之间增加了认知需要和审美需要(图 6-3)。马斯洛认为,人的基本需要应该得到满足,否则机体就会失去平衡而引起疾病,而满足了需要则可保持健康、治愈疾病。

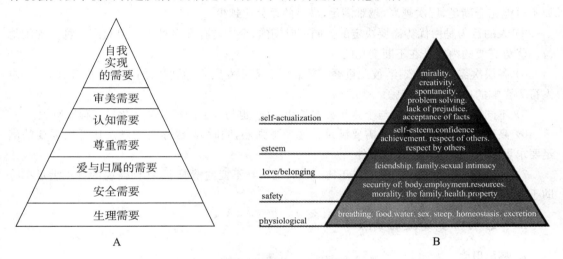

A

B

图 6-2　马斯洛人类需要层次论

注　A:现在的;B:原始的。

1. 生理需要

生理需要是人类最基本的需要,包括食物、空气、水、睡眠、排泄、性、栖息等。生理需要是优先产生并有限度的。

2. 安全需要

安全的需要指安全感、避免危险、生活稳定、有保障。安全需要普遍存在于各个年龄期,尤以婴儿期更易察觉,更需要呵护。

3. 爱与归属的需要

爱与归属的需要是指个体对家庭、友伴的需要,对得到组织、团体认可的需要,希望得到他人的爱和给予他人爱的需要。

4. 尊重需要

尊重需要是个体对自己的尊严和价值的追求,包括自尊、被尊重和尊重他人。尊重需要的满足使人感到有价值、有力量,使人自信,尊重需要得不到满足,人便会产生自卑、软弱、无能等体验。

5. 认知需要

认知需要指个体寻求知识、理解未知事物的需要。

6. 审美需要

审美需要指个体对美的物质、现象的追求，对行为完美的需要。

7. 自我实现的需要

自我实现的需要是指一个人有充分发挥自己的才能与潜力的要求，力求实现自己的理想和抱负的需要。

二、基本观点

1）人的需要从低到高有一定层次性，但不是绝对固定的。

2）需要的满足过程是逐级上升的。当较低级需要满足后，就向高层次发展。这7个层次需要不可能完全满足，层次越高，越难满足，满足的百分比越少。

3）人的行为是由优势需要决定的。同一时期内，个体可存在多种需要但只有一种占支配地位。优势需要的内容是在不断变化的。

4）各层次需要互相依赖，彼此重叠。较高层次需要发展后，低层次的需要依然存在，只是对人行为影响的比重降低而已。

5）不同层次需要的发展与个体年龄增长相适应，也与社会的经济与文化教育程度有关。

6）高级需要的满足比低级需要满足的愿望更强烈，同时，高级需要的满足比低级需要的满足要求更多的前提条件和外部条件。

7）人的需要满足程度与健康成正比。在其他因素不变的情况下，任何需要的真正满足都有助于个体的健康发展。

三、影响需要满足的因素

1. 环境因素

光线不足、空气污染、通风不良、温度不适宜、噪声等都会影响个体某些需要的满足。

2. 社会因素

社会的不安定、群体行为倾向、社会舆论等也会影响个体需要的产生与满足。

3. 物质因素

需要的满足需要一定的物质条件，如生理需要的满足需要食物、水；自我实现需要的满足需要书籍、实验设备等。当这些物质条件不具备时，以这些条件为支撑的需要就无法满足。

4. 文化因素

教育的差别，地域习俗的影响，观念、信仰的不同都会影响某些需要的满足。

5. 个人因素

（1）生理障碍　由于疾病、疲劳或损伤等生理方面的变化，可导致若干需要不能满足。

（2）认识障碍　缺乏信息、知识、语言不通，会造成某些需要的缺失或不满足。

（3）情绪障碍　焦虑、愤怒、恐惧、抑郁等情绪均会影响需要满足。例如，人在焦虑情绪支配下，会不思饮食，难以入睡等。

（4）能力障碍　一个人具备多方面能力，如动手能力、交往能力、创造能力等。当个体某方面能力较差，就会导致相应的需要难以满足。

（5）性格障碍　一个人的性格与他的需要产生与满足有密切关系。例如，一个生性怯懦、依赖性个体，安全需要往往较强烈并常常得不到满足。

四、在护理中的应用

（一）需要层次理论对护理的意义

需要层次论是对护理思想与活动有着深刻影响的理论。它使护理工作者认识到，护理的任务就是满足病人的需要，帮助护士在理解人的需要基础上有效地进行科学指导，合理调整需要之间的关系。它对护理实践的指导意义在于以下几点。

1）帮助护士观察、识别病人未被满足需要的性质，并了解其对病人造成的影响。通常，这些未满足的需要正是护士需要帮助病人解决的健康问题。

2）帮助护士系统地收集和整理病人的资料，避免有所遗漏。

3）帮助护士排列和区分病人问题的轻、重、缓、急，确定需要优先解决的健康问题，为护士确定护理计划的优先顺序提供依据。

4）帮助护士观察、预测病人尚未明确表达的需要，对可能出现的问题采取预防性措施，以达到预防疾病的目的。

5）帮助护士领悟和理解病人的行为和感情，满足病人对安全、自尊、爱与被爱的需要。

（二）病人的基本需要的变化

在健康的状态下，成人能够独立满足自身的各种需要。但在患病时，机体的平衡与稳定被打破，病人可表现为：一方面，疾病可导致其某些方面的需要增加了；另一方面，个体满足自身需要的能力却明显下降了，这就出现了人的需要与其能力之间的不平衡，这就需要护士作为一种外在的支持力量，帮助病人满足需要。护士首先应了解个体在疾病条件下产生哪些特殊需要及这些需要对健康的影响，在此基础上采用护理专业的方法给病人提供帮助，解决病人的需要问题。因此，了解病人的基本需要，采取有效措施予以满足，是护理工作的重点。

1. 生理的需要

患病时就会有许多生理需要不能自行满足，甚至导致病人死亡。常见的未被满足的需要如下：

（1）氧气　缺氧、呼吸道感染、呼吸道阻塞等。

（2）水　脱水、电解质失衡、水肿、酸碱平衡紊乱。

（3）体温　发热、体温过低、体温失调。

（4）排泄　便秘、腹泻、大小便失禁、胃肠手术后的调整。

（5）休息和睡眠　疲劳、各种睡眠形态紊乱。

（6）营养　肥胖、消瘦、各种营养缺乏、不同疾病的特殊饮食要求等。

2. 安全的需要

个体在患病或住院期间，安全的需要受到明显的挑战。这种挑战不仅缘于居住环境的改变、对医务人员的不熟悉，更缘于对自己的疾病及其预后的诸多不了解，从而导致内心的焦虑不安。对此，护士可以通过对病人的入院介绍及健康教育，以严谨认真的工作态度、熟练的操作技能，避免各种危险和伤害因素，以较高的医疗护理水平，增强病人的自信心和安全感。

3. 爱与归属的需要

个体患病期间，容易产生孤独感，爱与归属的需要变得更加强烈，病人只有在获得了安全感与归属感后才能接受护理。对此，护士格外关注和理解、高度领悟和同情，才能与病人建立起良好的人际关系，鼓励病人及其家属的参与，才能更好地满足病人对爱和归属的需要。

4. 尊重的需要

对于一些病人来说，自尊可因疾病导致身体形象改变而受到严重损害，如一些截肢病人、烧伤病人或因病体重明显增加或减轻的病人，影响对其自身价值的判断。因此，护理人员在工作中应特别维护病人的自尊，如礼貌称呼、主动介绍，尊重他们的价值观与信仰，并鼓励其家属对病人的理解和支持，来满足病人的自尊。

5. 自我实现的需要

个体患病期间，影响较大且最难满足的是自我实现的需要。由于疾病势必造成个体暂时甚至长时间失去某种能力而不得不离开自己的学习和工作岗位，这常使病人陷入失落、悲伤、沮丧，甚至悲观、绝望的情绪中。这种不良情绪反过来又影响病人的健康状况。因此，护理人员必须特别关注病人这个层次的需要。在确实保证满足较低层次需要的前提下，寻求一些方法最大限度地满足病人自我实现的需要，如与病人共同制定可行的人生目标，维持病人的希望，教会病人适当的技巧等，以最大限度地发挥其身体潜能。

（三）帮助病人满足基本需要的方式

依据相关的护理理论，护士主要采取以下3种方式为病人提供帮助。

1. 提供全面的帮助

对于暂时或永久完全丧失自我照顾能力的人，如新生儿、昏迷、瘫痪者等，需要护士采取措施帮助病人满足基本需要。

2. 提供部分的帮助

对于暂时或永久部分丧失自我照顾能力的人，如手术后、发热者等，能自我满足部分需要的病人，护士可协助病人满足其需要。

3. 提供指导性帮助

对那些有自护能力，但缺乏相关知识、信息和专业技术的人，如孕产妇的保健、糖尿病病人的饮食计划等，护士可以通过健康教育、咨询等方式提供帮助，增进自护的能力和知识，从而间接满足其需要。

本章小结

需要是人脑对生理与社会要求的反应。马斯洛需要层次理论认为人们有5个层次的需要：生理需要、安全需要、爱与归属的需要、尊重需要、自我实现的需要。其需要层次论的基本观点：人的需要的满足有一定层次性，不是绝对固定的；低层次需要满足后高层次需要就会发展，层次越高，越难满足；同一时期内，多种需要中会有一主要需求；较高层次需要发展后，低层次的需要依然存在。

需要层次论是对护理思想与活动有着深刻的影响，它帮助护士观察、识别病人未被满足需要的性质,并了解其对病人造成的影响。通常,这些未满足的需要正是护士需要帮助病人解决的健康问题;帮助护士根据需要层次和优势需要,确定需要优先解决的健康问题;帮助护士观察、判断病人未感觉到或未意识到的需要,给予帮助,以达到预防疾病的目的;帮助护士对病人的需要进行有效地科学指导,合理调整需要之间的关系,消除病人的焦虑与压力。而满足病人需要的方式:①直接满足病人的需要;②协助病人满足需要;③间接满足病人需要。

思考题

1. 马斯洛需要层次理论的主要内容有哪些?

2. 马斯洛需要层次理论的基本观点有哪些?

3. 需要理论在护理上的应用体现在哪些方面?

4. 人的基本需要有哪些基本特征? 护士给病人提供基本需要时应考虑哪些问题?

杨先生,56岁,教师。因晋升受挫一时想不开,2小时前突感胸闷、胸骨后疼痛,伴冷汗入院。护理体检:神志清楚、合作,心率108次/分、律齐、心电图提示心肌缺血。

5. 病人目前应满足的需要是

  A. 生理需要　　　　B. 安全需要　　　　C. 爱与归属的需要

  D. 尊重的需要　　　E. 自我实现的需要

6. 责任护士将病人安置在离治疗室较近的床位,告诉病人其生命体征趋于正常,一切均在监测之中,请病人安心休息,这是为了满足病人的

  A. 生理需要　　　　B. 安全需要　　　　C. 爱与归属的需要

  D. 尊重的需要　　　E. 自我实现的需要

(夏秋蓉)

第七章

系统理论与护理

> **掌握** 系统的基本概念及分类。
> **掌握** 系统的基本属性。
> **熟悉** 系统理论在护理中的应用。
> **理解** 人是一个统一整体以及人是开放系统的概念。
> **了解** 系统理论对护理的意义。

第一节 系 统 理 论

系统作为一种思想,在古代已有萌芽。中医学许多理论就包含了系统的观点,如经络通过运行气血、沟通联络的功能,使人体内外、上下、脏腑各部分相互联系沟通,成为一个完整的有机体,此中就蕴涵了系统的观点。但系统作为研究和实践的对象,却源于美籍奥地利理论生物学家路-贝塔朗菲(Ludwig von Bertalanffy),他针对当时流行的将自然现象(包括生命现象)分解成部分和过程进行研究的机械论观点,提出分解得越小却反而使人们失去了的整体认识,结果对生命的理解仍旧渺茫。于是,贝塔朗菲提出来应将生物作为一个整体或系统来考虑的观点,并于 1937 年第一次提出"一般系统论"的概念,1968 年他发表专著《一般系统论——基础、发展与应用》,全面地总结了他对一般系统论的研究成果。在贝塔朗菲的倡导下,20 世纪 60 年代后,系统论得到广泛发展,其理论与方法渗透到自然和社会科学各领域,发挥着深远的影响。

一、概念

系统(system)是由若干相互联系、相互作用的要素所组成的具有一定结构和功能的整体。这一定义具有双重含义:

1) 指系统是由一些要素(子系统)所组成,这些要素间相互联系、相互作用。

2) 指系统中的每个要素都有独立的结构和功能,而它们组合后构成一个整体即系统,这个系统具备了各要素所不具备的整体功能。

二、分类

人们从不同的角度对自然界和人类社会中存在的形形色色的系统进行分类。

(一)按系统的要素性质分类

系统可分为自然系统和人造系统。自然系统是自然形成、客观存在的系统,如宇宙系统、太阳系统、人体系统等。人造系统是指为达到某种目的而人为建立的系统,如护理程序系统、医院管理系统、学校系统等。现实生活中,大多数系统为自然系统和人造系统的综合称为复合系统,如工业系统、农业系统、教育系统等。

(二)按系统与环境的关系分类

系统可分为开放系统和闭合系统。开放系统是指与外界环境不断进行物质、能量和信息交流的系统,如生态系统、人体系统等。开放系统和环境的关系是通过输入、输出和反馈来完成的(图7－1)。闭合系统是指与外界环境不发生这种交流的系统。现实生活中,绝对封闭的系统是不存在的,事物之间总是存在着千丝万缕的联系,只有相对的、暂时的闭合系统。

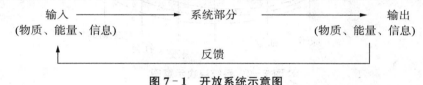

图7－1　开放系统示意图

(三)按组成系统的内容分类

系统可分为实体系统和概念系统。实体系统是指以物质实体构成的系统如机械系统。概念系统则是由非物质实体构成的系统如理论系统。但是通常实体系统和概念系统以整合的形式出现的。

(四)按系统运动的属性分类

系统可分为动态系统和静态系统。动态系统即系统的状态随时间的变化而变化,如生态系统。静态系统即不随时间的变化而变化,具有相对稳定性的系统。然而绝对的静态系统也是不存在的。

三、基本属性

1. 整体性

系统的整体性主要表现为系统的整体功能大于组成各要素功能的简单相加。这是由于构成系统的各要素是在局部服从整体、部分服从全局及优化原则的支配下,相互作用、有机融合,才构成系统整体,从而使系统具备独立要素所不具有的新功能。如组成人体的各组织器官按一定的方式组织起来形成一个完整、独特的整体人。整体人具有单独的各个组织器官所不具备的功能。整体性是系统最鲜明、最基本的属性之一,一个系统之所以成为系统,首先必须具备整体性。

2. 相关性

系统的各要素之间既相互独立,又相互联系、相互影响,任何一个要素发生功能或性质的变化,都会影响其他要素乃至整体的功能或性质的变化。例如,生物链中任何一个物种的灭绝或数量的增减,都会直接或间接影响其他生物和整条生物链。

3. 层次性

系统的层次性事指系统在地位与作用、结构与功能上表现出来的等级秩序性(图7-2)。对于某一个系统来说,它既是由某些要素组成,同时,它又是组成更大系统的一个要素。例如,人是由各种器官组成的,器官又是由多种组织组成,而人本身又是构成家庭的一个要素,家庭又是构成社区的一个组成部分。系统的层次间存在着支配与服从的关系,高层次系统(超系统)支配着低层次系统(次系统),起主导作用。低层次系统往往是系统的基础结构。

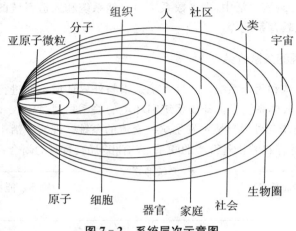

图 7 - 2　系统层次示意图

4. 动态性

动态性是指系统随时间的变化而变化。系统总是存在于一定的环境中,与环境进行物质、能量和信息的交流,以保证系统的平衡、生存与发展。

5. 目的性

系统不是盲目建立的,每个系统的建立均有明确的目的和功能需要,系统通过与环境相互作用及各要素间的相互协调,不断调整自己的内部结构以适应环境的需要。系统的最终目的在于维持系统内部的平衡和稳定,求得生存和发展。

第二节　系统理论在护理实践中的应用

一、构建整体护理的理论基础

根据系统理论的观点,人是由生理、心理、社会、精神、文化等诸多要素构成的系统,是一个自然的、开放的系统;人的生命活动离不开与外界环境的物质、能量的交换,同时人生命活动的基本目标是维持人体内外环境的协调与平衡,这又依赖于体内各要素的相互协调及自身与外环境变化的适应性调节。

基于系统理论的整体护理就是把人看作是整体的、动态的系统,护理的对象是整体的人,而非疾病。在护理实践中,既要认识到人的整体性,还要考虑到外界环境对人体的影响,护士通过提供全身心的整体照顾,调整个体适应周围环境的变化,使机体与环境保持协调的良性循环关系,从而使护理对象保持或恢复机体的健康状态。因此,系统理论构建了整体护理的理论基础。

二、构成护理程序的基本框架

护理程序是一种应用于开放系统中的科学的工作方法,其实施的过程包括评估、诊断、计划、实施和评价5个步骤,其基本框架基于系统理论。

护理人员在对病人实施护理时,首先输入的信息既有护理对象原来的健康状况,也包括了护理人员的专业水平与技能、服务态度、医疗设施条件等,通过评估,确定护理诊断,制定护理计划,实施护理措施,输出的信息是经过护理后病人的健康状况,作出评价后,并将评价结果反馈给护理系统,以决定护理活动终止或修订后继续执行(图7-3),以调整护理策略。

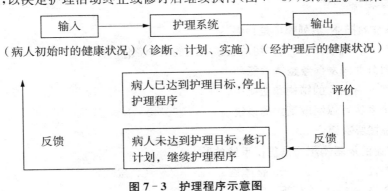

图7-3　护理程序示意图

三、为护理管理提供理论依据

1. 护理系统是一个开放的系统

护理系统包括医院临床护理、社区护理、护理教育、护理管理、护理学术组织等子系统,它们相互联系、相互影响。要使护理系统协调发展,高效运行,必须运用系统理论及方法,不断调整各部分的关系,优化系统的结构。

2. 护理系统是社会的组成部分

护理系统是国家医疗卫生系统的重要组成部分。护理系统从外部输入新的人员、设备、信息、技术,并与社会政治、经济、科技等系统相互影响、相互制约。在实施护理活动时,要考虑与社会大系统的相互关系,通过不断调整与控制,保持协调、稳定与发展。

3. 护理系统是一个动态的系统

随着社会的发展,对护理的需求也在不断变化,必然对护理的组织形式、工作方法、思维模式等提出变革的要求。护理系统是具有决策与反馈功能的,要适应发展的要求,就必须深入研究系统内部发展机制和运行规律,积极探索,以求得稳定和发展。系统论是作为护理理论和模式发展的框架为护理管理者提供理论支持

▸▸▸▸◆ **本章小结** ◆◂◂◂◂

系统(system)是由若干相互联系、相互作用的要素所组成的具有一定结构和功能的整体。系统从不同的角度可分为自然系统和人造系统、开放系统和闭合系统、实体系统和概念系统、动态系统和静态系统。系统

的基本属性有整体性、相关性、层次性、动态性、目的性。护理的对象是人，人是一个系统，是自然、开放的、动态的、具有主体能动性的系统。护理是一个具有复杂结构、开放的系统，系统理论构建整体护理的理论基础、构成护理程序的基本框架并为护理管理提供了理论依据。

思考题

一、单项选择题

1. 关于系统的描述，下列哪项是错误的
   A. 指若干相互联系、相互作用的要素组成的一个整体
   B. 各部分共同发挥着整体功能
   C. 各部分有相同的结构和功能
   D. 几个系统可以组成更大的系统
   E. 系统按层次组合

2. 系统理论的最基本思想是重视系统的
   A. 相关性　　　　　B. 整体性　　　　　C. 层次性
   D. 动态性　　　　　E. 目的性

3. 开放系统与闭合系统的基本区别在于
   A. 系统内部各要素有无相互联系　　　B. 系统有无边界
   C. 系统内部各要素的组成层次　　　　D. 系统有无功能
   E. 系统是否与环境相联系

二、论述题

1. 系统理论是如何看待人的？
2. 试述系统的基本属性及一般系统论对护理的意义。
3. 用系统论的观点解释整体护理思想，你如何为病人实施整体护理？
4. 举例说明系统理论在护理实践中的应用。

（平步青）

第八章

压力理论与护理

> **掌握** 压力、压力源的概念,理解压力的意义。
> **掌握** 适应的 4 个层次。
> **理解** 压力与适应理论在护理中的应用。
> **了解** 拉扎勒斯的压力应对模式。
> **了解** 塞里的全身适应综合征学说。
> **了解** 霍姆斯和拉赫的生活事件与疾病关系学说。

压力是一种跨越时间、空间、人格和文化的全人类的体验,贯穿于每个人一生。人们在经历各种各样的压力时,必然产生一系列生理或心理上的反应,导致人体内外环境的平衡稳定受到破坏,可能对身心健康产生影响。因此,护士应运用压力理论来正确认识压力,预测护理对象的行为,采取有效地措施避免或减轻压力对人的消极影响,促进人体的身心健康,

第一节 压力的概念及相关理论模式

一、压力的概念

压力(stress)又称为应激或紧张。这个词来源于拉丁文"stringere",有"紧紧地捆扎"的意思,如今已被广泛地应用于生物科学、健康科学及社会科学中。对压力的定义科学家从不同的角度做了不同的解释,目前多从刺激、认知评价及反应 3 个环节来认识它。

1. 从刺激的角度

这方面研究的代表人物为霍姆斯和拉赫,他们从引发压力的刺激着手,探讨引发压力反应的刺激物的特点(如哪些事件可引发压力),从而控制或减少刺激,减轻个体的压力反应。

2. 从认知评价的角度

这方面研究的代表人物是拉扎勒斯。该观点认为:压力是人对环境刺激的认知评价后的产物,在压力反应中起主导作用的是个体的认知评价。当刺激物作用于人体,先通过认知评价,当认为该刺激是紧张性刺激物时才能引起压力反应。由于不同个体对同样的压力可有不同的认知

评价,因此个体的认知评价在调节刺激物与压力反应间起着重要的作用。

3. 从反应的角度

这方面研究的代表人物是塞里。他认为:压力是环境中的紧张性刺激物所引起的人体的一种非特异性反应。非特异性反应是指一种无选择地影响全身各系统或大部分系统的反应。

二、压力源

压力源(stressors)是指任何能够使机体产生压力反应的内外环境的刺激均称为压力源。例如疾病的过程是压力源,令人不愉快的事物是压力源,悲伤的情绪也是一种压力源。按照压力源的性质,可将其分为以下几种。

1. 生理性压力源

生理性压力源指对身体有直接刺激作用的各种因素,如饥饿、疲劳、发热、疼痛、缺氧、外伤等,也包括身体上的生理变化带来的影响,如女性经期、妊娠期等。

2. 心理性压力源

如焦虑、恐惧、生气、挫折、不祥的预感等。

3. 社会性压力源

各种社会现象、人际关系对个体产生的刺激如孤独、人际关系紧张、生活艰辛、失业、丧偶、工作表现欠佳等。

4. 物理性压力源

如温度过冷过热、光线过暗过亮、噪声、电、暴力等。

5. 化学性压力源

如酸、碱、水污染、药物毒副作用等。

6. 文化性压力源

文化环境的变化对个体的刺激如人初到一个陌生的文化环境而出现的语言文化、风俗习惯、价值观等不适应而产生压力。

三、压力的意义

(一) 压力的积极作用

1. 适当的压力是维持正常人体活动的必要条件

如果没有相应的生理及心理反应,人体的生命活动将会停止或没有意义。例如,如果没有与"饥饿"有关的压力反应,人将会因能量摄入不足而死亡;如果没有维护个人自尊的心理压力,人可能会一事无成。适当的压力使个体处于适当的紧张状态,是维持正常个体活动、促进个人成长的必要条件。

2. 适当的压力有利于提高人体的适应能力

压力适当,可提高人的应对能力,而适应内外环境的刺激。没有压力,则适应能力降低。"穷人的孩子早当家"、"温室里的花朵见不得风雨"说的就是这个道理。

3. 适当的压力能使机体处于应对刺激的紧张状态

适当的压力可以提高机体的警觉水平,促进人们随时应对环境的挑战,促进人维持身心健康。

(二) 压力的消极作用

1) 突然的心理压力对心理、行为的影响强烈：突然的心理压力会造成身心功能及社会活动突然发生障碍或崩溃。强烈的精神创伤，如失恋、离婚等，会使个体产生抑郁、愤怒、绝望等消极情绪及各种躯体症状，或使个体采用不恰当的应对机制，如自杀、攻击性行为或抑郁症等其他心理障碍。

2) 持久而慢性的心理压力使人长期处于紧张状态，身心耗竭，从而导致身心疾病。有研究证明，冠心病、高血压、溃疡病及神经症等都与长期而慢性的压力有关系。

四、有关压力的理论模式

(一) 塞里的压力与适应理论

汉斯·塞里（Hans Selye，图 8-1）是加拿大生理心理学家，被称为"压力学之父"。他于 20

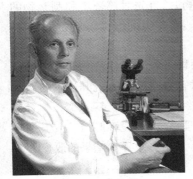

图 8-1　塞里

世纪 40、50 年代对压力进行了广泛的研究，通过动物实验来研究生物体在压力下的反应，并著成了其理论代表作《压力》（又译《应激》），阐明了其理论的核心内容。

塞里认为，压力是机体对外界刺激产生的一种非特异性反应。人体面对压力产生的反应从生理角度来描述包括全身适应综合征（general adaptation syndrome，GAS）和局部适应综合征（local adaptation syndrome，LAS）。GAS 是机体面临长期不断的压力而产生的一些共同症状和体征，如全身不适、体重下降、疲乏、疼痛、失眠、胃肠功能紊乱等，这些症状通过神经及内分泌系统而产生，涉及全身各系统。LAS 是机体应对局部压力源而产生的局部反应，如身体局部炎症所出现的红肿热痛及功能障碍。塞里认为 GAS 和 LAS 的反应过程分为以下 3 期：

1. 警戒期

在警戒期（alarm stage），人体觉察到威胁，激活交感神经系统，会出现交感神经兴奋为主的改变。在警告期，机体在压力源的刺激下，出现一系列以交感神经兴奋为主的改变，表现为血糖升高、血压升高、心跳加快、肌肉紧张度增加。这种复杂的生理反应的目的就是调动机体的能量以克服压力。如果防御反应有效，则机体恢复正常状态；如果持续暴露于压力源下，机体就转入第二反应阶段。

2. 抵抗期

抵抗期（resistance stage）以副交感神经兴奋及人体对压力源的适应为特征。在此期，机体与压力源处于抗衡阶段，所有警告期反应的特征已消失，但机体的抵抗力处于高于正常水平的状态，对峙的结果有两种：①机体成功抵御了压力，内环境重建稳定；②压力持续存在，进入第三反应阶段。

3. 衰竭期

衰竭期（exhaustion stage）是指由于压力源过强、过长时间侵袭机体或出现了新的压力源，使机体的适应性资源被耗尽，个体的抵抗能力已到了极限，不良的生理反应就会不断出现，最终导致机体出现严重的功能障碍、全身衰竭乃至死亡。

（二）拉扎勒斯的压力与应对模式

拉扎勒斯（Richard S Lazarus）是美国著名心理学家，他从 20 世纪 60 年代开始从心理认知方面对压力进行研究，提出了压力与应对模式（stress and coping）。

拉扎勒斯认为压力是人与环境相互作用的产物，即压力是内外需求与机体应对资源间失衡产生的。当人对内外环境的刺激作出判断，认为刺激超过自己的应对能力和应对资源时，就产生压力。其模式的内容包括：

1. 需求

需求主要包括机体内部的需求和所处环境的外部需求。内部需求包括机体的病理生理变化如妊娠期、哺乳期、更年期及疾病与外伤等。外部需求如冬季气候温度过冷、而夏天气温过热等。

2. 认识评价

认知评价（cognitive appraisal）：是指个体分析刺激物是否对自己造成影响的认知判断的过程，它包括对压力源的感知和自身应对能力的评价。认知评价包括：初级评价、二级评价和重新评价。

（1）初级评价　是当个体觉察到自身面临某种环境或刺激物时，首先对该环境和刺激物的评价。评价的结果可得出 3 种结论：无关的、有益的、有压力的。有压力的事件包括 3 种情况：伤害或损失、威胁和挑战。

（2）二级评价　个体在初级评价的基础上，对有压力的事件即进入二级评价。即对自身应对方式、应对能力及应对资源的评价。一级评价认为刺激物可对自身造成压力就开始了二级评价。二级评价后会产生相应的情绪反应如恐惧、焦虑或高兴、骄傲等。

（3）重新评价　是指评价过程的循环，它是在前两级评价处理后反馈的基础上建立的，通过获得更多的信息和使用一些应对技巧，对需求进行再次评价，可导致上一级评价结果的改变。

3. 应对

应对（coping）是个体为满足机体的内外需求所作的持续性的认知行为方面的努力。应对的方式有积极采取行动、回避、任其自然、寻求信息及帮助、应用心理防卫机制等。应对的功能有：解决问题或缓解情绪。

（三）霍姆斯和拉赫的生活变化模型

美国精神病学家霍姆斯（Holmes）和拉赫（Rahe）着重对生活变化与疾病的关系进行了研究，他们发现个体的生活变化是一种压力，适应生活变化需要消耗大量的能量，个体在短期内经受较多剧烈的生活变化，可能会因能量消耗过度而患病。

1967 年，他们根据对 5 000 多人调查，将人类的主要生活改变归纳为 43 项生活事件，并用生活变化单位的大小来表示每一生活事件对人们健康影响的严重程度。经过反复提炼和总结，建立了社会再适应评分量表（social readjustment rating scale，SRRS），见表 8-1。

表 8-1　社会再适应评分表

序号	生活事件	生活改变单位
1	丧偶	100
2	离婚	73

续表

序号	生活事件	生活改变单位
3	分居	65
4	入狱	63
5	丧失亲人	63
6	受伤或疾病	53
7	结婚	50
8	被解雇	47
9	复婚	45
10	退休	45
11	家庭成员患病	44
12	怀孕	40
13	性生活问题	39
14	增加家庭新成员	39
15	调换工作岗位	39
16	经济状况改变	39
17	好友死亡	37
18	工作性质改变	36
19	夫妻争吵次数改变	35
20	借贷1万元以上	31
21	丧失抵押品的赎取权	30
22	职务变动	29
23	子女离家	29
24	姻亲间不愉快	29
25	个人有突出成就	28
26	配偶开始上班或失业	26
27	开始上学或终止学业	26
28	生活条件的变化	25
29	个人习惯的改变	24
30	与上司产生矛盾	23
31	工作事件及条件的改变	20
32	搬家	20
33	转学	20
34	改变娱乐方式	19
35	宗教活动的改变	19
36	社交活动的改变	18

续表

序号	生活事件	生活改变单位
37	借贷1万元以下	17
38	睡眠习惯改变	16
39	家人团聚次数改变	15
40	饮食习惯改变	15
41	休假	13
42	庆祝节日	12
43	轻度的违法事件	11

霍姆斯和拉赫的研究表明，一个人的生活变化积分越高，随后发生疾病的可能性越大。一般总分在1～149分的个体基本没有较大的生活改变；150～199分为轻度生活改变，处于低度压力状态，次年有33%的患病机会；200～299分为中度的生活改变，处于中度压力状态，次年有50%的患病机会；300分以上为有重大生活变化，机体处于高度压力状态，次年患病的机会高达80%。

第二节　压力反应及适应

一、压力反应

压力源刺激机体后，就会激活机体的生理、心理反应来对抗和控制压力源的刺激，减轻压力反应对机体造成的损害。人们对重大的生理性压力源（如大面积烧伤、接受手术等）的刺激所引起的压力反应常常是可以预测的，但是对严重的心理性压力源所引起的压力反应却存在着很大的个体差异性。有的人可以成功的应对心理性压力源的刺激，使压力反应造成的损害限制在很小的范围，使机体免于发生疾病，但有的人却不能有效应对，出现压力的适应不良，引起压力性疾病。当个体受到压力源刺激后，机体一般出现两大类压力反应，即生理反应和心理反应。

（一）生理反应

生理反应包括人体各系统对压力源产生的反应，如心率加快、血压升高、呼吸加快、血糖增加、肌张力增强、免疫力降低等。

（二）心理反应

常见心理反应有焦虑、抑郁、恐惧、否认、怀疑、自卑、孤独、压抑等。

专家们的研究得出以下一般性规律：①多种压力源可以导致同一种压力反应；②人们对同一压力源的反应可以是各种各样的；③大多数人都能设法避免疼痛、受伤、过热、过冷的温度等一般性压力源；④对极端的压力源如灾难性事件，如火灾、地震等，大部分人的反应是类似的；⑤压力反应的强度与持续时间取决于个体经历、社交、对个体的意义等；⑥压力源的挑战在某些情况下是有益的，如：开学考试等，有利于个体成长和发展的。

二、适应

(一) 概念

适应(adaptation)在词典的定义是:生物体以各种方式调整自己以适应环境的一种生存能力及过程。适应是所有生物体的特征,是应对的最终目的。

(二) 层次

人类作为一种社会生物体,比其他的生物对压力的应对过程更为复杂,涉及的范围也更广,包含了生理、心理、社会文化和技术4个层面。

1. 生理方面

生理适应是指机体以代偿性生理变化应对刺激的过程。例如,一个长期在平原生活的人来到高原地带,开始会出现高山反应,但过一段时间后,这些反应可因机体的调整适应而逐渐消失。有时,机体也通过感觉功能的减弱等方式来达到适应的目的,例如,"久居兰室而不闻其香""暗适应"等。

2. 心理方面

心理适应是指人在遭遇心理压力时,通过调整自己认知反应、情绪、应对行为及心理防卫机制等来应对压力,以减轻心理上的紧张、不安、愤怒等,恢复心理平衡。如采用放松术、忽视目前的境遇、使用精神活性物质或食物,如使劲抽烟、大量饮酒或大吃一顿等。

3. 社会文化方面

社会适应是指调整自己的个人行为,以适应社会群体的法规、道德及习俗的要求。如常言道:国有国法,家有家规,每个人都需要按照社会规范的要求约束自己的行为。

文化适应是指调整自己的行为,使之符合某一特定文化的思想、传统和礼仪规范的要求,如入乡随俗就是一种文化适应。

4. 技术方面

求助于科学技术,以控制压力源,如寻求专业人士的帮助,去医院就诊等。

(三) 影响有效适应的因素

适应的目的都是为了维持机体内环境的相对稳定。许多因素会影响机体适应的效果,除了个体的年龄、性别、遗传因素、经济状况和健康状况外,还包括以下几点:

1. 程度

程度指压力性生活事件的数量、强度和持续时间。

2. 个体对压力事件的感受

有的人对压力源引起的烦恼痛苦体验感受不强,能够泰然处之,而有些人的感受要强烈一些。

3. 个人的适应能力

个人有丰富的知识和技能,适应能力会更强,面对困难时容易找到解决的方法。

4. 个性特征

外向、开朗、坚强的人能很快地适应各种压力源,而内向、懦弱的人则不易适应。

5．应对压力的经验

如果以前经历过类似的压力源，再次遇到时，则更容易应对。

6．个人的支持系统

社会及家庭支持系统可以提供物质和精神上的帮助，减少机体对压力的感知，提高机体的适应能力。如果失去支持系统，人会受到更大的压力冲击。

第三节　压力与护理

一、压力、健康与疾病的关系

压力既可以损害健康，也可以有利健康，其关键在于压力源的种类、性质、强度、频率、持续的时间及个体的先天素质、知识、经历和其支持系统。现代压力学的研究证明，当人处于压力状态时，对疾病的易感性增加，高强度的压力是疾病的诱因或原因之一，是对压力适应不良而产生的。不论是身体疾患或是心理及精神疾患，都和压力密切相关。

1．身体疾患

人体在压力下机体的免疫力会降低，容易感染疾病，而疾病又会构成压力源，影响病人的身心健康。大量临床研究证明，消化性溃疡、心肌梗死、高血压、紧张性头痛等多种疾病都与压力密切相关。

2．心理疾患

高强度的心理压力可能会使青少年的心理发展障碍，人格发展异常，导致不良行为及精神障碍。对成人而言，高强度的心理压力可以致使心理功能失调，出现神经症、性心理异常、吸毒等，严重者可发生精神崩溃，发生精神障碍如精神分裂症。对老年人而言，过度的心理压力会增加老年人的孤独感，导致老年性痴呆等疾病的发生。

3．社会文化障碍

过度的压力会改变一个人正常的社会文化角色、个人期望水平及社会功能，甚至改变个体对社会的看法，成为与现实社会格格不入的人。

二、病人的压力及护理

（一）医院中常见的压力源

1．陌生的环境

病人对医院环境不熟悉，对医院的各种制度不了解，对饮食不习惯，对作息制度不适应，对自己的责任医生和护士不了解等。

2．疾病的威胁

病人认识到疾病对自己生命、健康或今后的工作、生活可能造成的威胁或带来不便。

3．与亲人分离

由于住院使病人与亲人不能相处在一起，感到孤独，自己不受医务人员的重视等。

4．信息缺乏

病人对自己所患疾病的诊断、治疗和护理不清楚，听不懂专业术语，提出的问题得不到答复等。

5．经济问题

病人担心治病费用高,给家庭带来难以承受的负担。

6．丧失自尊

由于疾病而丧失自理能力,必须接受别人照顾,不能按照自己的意志做事等。

(二) 护理人员帮助病人适应及应对压力的策略

1．帮助病人适应压力的方法

(1) 为病人提供适宜的康复环境　病房的环境包括物理环境和人文环境。护士应尽量为病人创造安静、舒适、安全的物理环境和愉快轻松的人文环境,减少不良环境对病人造成的影响。

(2) 解决病人的实际问题,满足病人的需要　护士应仔细评估病人的压力源,找出病人出现的紧张、焦虑、恐惧等的消极情绪,有针对性的为其解决,消除病人的不良情绪,使其心情愉快地接受治疗和护理。

(3) 及时提供相关信息　护士应及时向病人提供有关疾病的诊断、治疗、检查、护理、预后等方面的知识,使其消除不必要的担心与恐惧,增加安全感。

(4) 锻炼病人的自理能力　护士在工作中尽可能使病人参与到自己的治疗与护理中,使其达到最大限度的自理,恢复病人的自尊、自信、价值感及希望。

(5) 加强病人的意志训练　护士应为病人提供有关康复病人的实例,或向病人讲述身残志坚的人物故事,提高病人的意志力,树立战胜疾病的信心。

2．帮助病人应对压力的方法

如果病人已陷入压力中,并出现了生理及心理反应,护士应积极采取措施,帮助病人走出困境与危机。

(1) 心理疏导及自我心理保健训练　鼓励病人表达自己的内心感受及想法,同时允许并理解病人情绪的发泄。对病人进行自我心理保健训练,如让病人在有心理压力的时候使用自我言语暗示法、活动转移法、倾诉法等来发泄不良情绪。

(2) 充分调动病人的社会支持系统　社会支持系统是病人在压力状态下的一种良好的社会资源,护士应积极利用这种资源,如鼓励病人的家属参与并配合治疗等。

(3) 放松训练　对于心理紧张、焦虑恐惧的病人,常应用这种方法帮助病人放松和缓解心理压力。放松训练需要病人集中精力从事自己所喜欢的想象及活动,主要的方法有:深呼吸训练、固定视物深呼吸训练、听音乐等。

三、护士的工作压力

(一) 护士工作中的压力

1．紧张忙碌的工作性质

护士常常面临急症抢救、重症监护等工作,这决定了护理工作的紧张忙碌和责任重大。

2．不固定的工作时间

由于护理工作要求连续性,需要"三班倒",白班夜班变更频繁,打乱了正常的生理节律,增加了机体适应的难度。

3. 超负荷的工作量

目前，人们对医疗保健的需求日益增加，护理人员短缺现象仍然存在，许多医疗机构护士的工作量普遍超负荷，增加了护士的工作压力。

4. 工作的高风险性

随着病人维权意识增强，并且我国实施医疗举证责任倒置的政策，护士面临着更高的职业风险，带来了很大的心理压力。

5. 复杂的人际关系

护士需要面临的人际关系有护患关系、医护关系、同事间关系、护士和家属的关系等，复杂的人际关系的妥善处理增加了护理人员的压力。

（二）护士缓解自身工作压力的策略

1. 动用多个支持系统的支持

护士应树立正确的价值观和职业观，应该认识护理专业是一个光荣的职业，理应得到家庭与社会的支持、认可与理解，可寻求到适当的倾诉对象，如父母、亲属、朋友、同事等，以获得帮助，且能善于利用领导和主管部的支持，如提高报酬、人员配备、减少非专业性工作等。

2. 加强学习，提高业务技能

护士应加强学习，掌握丰富的知识，提高自我调整、解决问题的能力；提高业务技能，通过娴熟的操作，将职业风险降到最低点。

3. 妥善处理各种人际关系

护士应培养自己具备开朗的性格，良好的人际沟通能力，设法积极应对、妥善处理各种人际关系。

4. 掌握各种放松技巧

护士可通过培养一些轻松的业余爱好使自己在工作之余得以放松，同时学会各种调节方法，以解除自己的压力反应。

▶ 本章小结 ◀

> 适当的压力对机体有积极作用，而突然的、持久的压力对人体有消极作用。压力学之父塞利提出压力与适应理论，认为压力是机体对外界刺激产生的一种非特异性反应，从生理的角度来描述包括全身适应综合征和局部适应综合征，压力反应的过程分为警戒期、抵抗期和衰竭期3个阶段。人类面对压力存在生理、心理、社会文化和技术方面4个层面的适应。病人在医院中常见的压力源有陌生的环境、疾病的威胁、与亲人分离、信息缺乏、经济问题、丧失自尊等，护理人员应为病人提供适宜的恢复环境、解决病人的实际问题，满足病人的需要、及时提供相关信息、锻炼病人的自理能力、加强病人的意志训练来预防压力的出现，而采取心理疏导及自我心理保健训练、充分调动病人的社会支持系统、放松训练等措施来帮助病人解除压力。护士自身在工作中也存在诸多压力，也应掌握缓解的技巧和方法。

▌▌▌● 思考题 ●▌▌▌

1. 名词解释:
   压力　　压力源　　压力反应　　适应

2. 影响压力与适应的因素有哪些?

3. 在评估病人的压力反应时应从哪几个方面去评估?

4. 护士常面临的压力源有哪些? 如何适应?

5. 王女士,在其住院期间对探视的家人、朋友抱怨说,在病房里无报纸看,无人谈话,感觉特别寂寞和孤独。你认为引起王女士抱怨的压力源可能是
   A. 环境陌生　　　　B. 疾病威胁　　　　C. 不被重视
   D. 丧失自尊　　　　E. 缺少信息

（平步青）

第九章

护 理 理 论

ⅠⅠⅠⅠ 学习目标 ⅠⅠⅠⅠ

掌握 奥瑞姆的自理模式、罗伊的适应模式、纽曼的保健系统模式、佩普罗
人际关系模式的基本内容和主要观点。

理解 奥瑞姆、罗伊、纽曼对护理学 4 个基本概念的论述。

熟悉 奥瑞姆设计的 3 个护理系统。

理解 罗伊的人作为 1 个适应系统的适应过程。

理解 纽曼的系统保健中三级预防的对象、护士的任务及目标。

掌握 有关护理理论正确判断病人自护能力和治疗性自护需求,并选择正
确的护理系统。

掌握 有关护理理论分析不同刺激对人体的影响及机体的调节机制。

掌握 有关护理理论说明 3 种防御机制保护人体中心基本结构的
作用。

第一节 护理理念与护理理论

　　理念是人们思想与情感的信息系统,它以一定的方式影响人们的言行。护理理念是护士对护理专业的信念与价值体系,这种体系不仅影响护士对护理现象与护理本质的认识,同时也影响其护理行为。因此,护理理念是引导护士认识和判断护理专业及其相关方面的价值观和信念。

一、理念

1. 概念

　　理念是指人们对某种事物的观点、看法和信念,是人的价值观及信念的组合,它以原则的形式左右及指引个人的思维方式及行为举止,协助个人判断是非,决定事物的价值。

　　国际护士会对理念的定义:"理念是指引个人思想及行为的价值观与信念"。说明了理念是抽象概念,不是具体行为,但是因为它涉及人的价值观和信念,是人看待事物本质及其价值意义的基础,以原则形式指导并影响人们的行为。

2. 作用

理念作为人的价值和信念系统,引导人们的思想方向,左右人们的行为表现,协助个人判断是非,帮助个人决定事物的价值,最终转变人们看待世界的方式,提高人们对生命存在价值和意义的认识,提升人们的存在境界。理念有别于知识,但可影响人们获取知识的态度和行为,更赋予人们崇高的理念,从而鞭策自己为理想而奋斗。

二、护理理念

1. 概念

护理理念是指护理专业的价值观和专业信念,引导护士的专业认识和判断,影响护士与服务对象的互动和护理专业实践。正确的护理价值观包括提供专业照顾、尊重服务对象、诚实服务、维护服务对象利益、保护服务对象权益、对行为能负责解释、致力于恢复、维持和增进健康等。

2. 信念

信念(beliefs)是指通过自身判断后为自己所接受的理念。它左右个体的思想,并指引个体行动的方向。作为专业人员,护士应树立坚定、正确的专业信念,并为之努力奋斗。

西方护理界普遍认为,护理专业信念包括:①护理是一门专业;②护理是一门科学,也是一门艺术;③护理的核心是健康照顾;④护理是对个人、家庭、团体及社会的服务;⑤护理是助人的专业;⑥护理是要对社会负责;⑦护士相信人是生理、心理、社会的统一体;⑧护士相信人是完整的、独特的个体;⑨护士相信人与环境持续互动,维持个体的平衡;⑩护士相信每个人都有权利接受最好的健康服务。

三、护理理论

1. 概念

护理理论是对护理现象系统的、整体的看法,以解释、描述、预测和控制护理现象。护理理论试图从不同的角度对护理现象进行解释,对护理基本概念即人、环境、健康和护理进行了描述,对概念之间的关系进行逻辑推测。不同的护理理论的着眼点、侧重点各有不同,相互补充、丰富了护理学的理论体系,使人们对护理学科有了多角度、多层次的认识,为护理实践、教育、科研和管理提供了依据。

2. 学习护理理论的意义

任何一门专业或学科都有自己特定的理论作为实践的基础。护理理论的发展历史可以追溯到 19 世纪中叶,在护理学发展的过程中,除引用了许多其他学科的理论外,自 20 世纪 50 年代开始,护理理论家们在吸收了自然科学、人文社会科学理论精华的基础上,通过积极尝试和不断探索陆续建立了护理学独特的理论和模式,如奥瑞姆的自理模式、罗伊的适应模式、纽曼的健康系统模式等为护理知识体系的初步建立和学科理论范畴的确立打下了良好的基础。改变了护理实践长期以来依靠操作规程、习惯和传统经验为基础的状况。

学习护理理论有助于帮助护理专业人员明确本专业的知识体系;深刻认识护理的基本概念;寻找护理领域的盲点,拓宽知识领域;指导护理专业的科学研究内容和方法;提供护理教育中课程设置的指导思想;指导临床护理实践;评价临床护理工作的效果,有助于帮助护理专业人员扩大专业视野,形成系统的、有序的、整体的现代护理观。

四、护理理念与护理理论

1. 护理理念的基本要素

护理学的 4 个基本概念人、环境、健康及护理构成了现代护理理念的基本要素，对这 4 个要素的深入诠释形成了护理理念体系。

2. 护理理念与护理理论的关系

现代护理理念对护理理论的形成起着支撑和指导作用。不同的护理学家，由于理论的研究重点不同，对护理理念的 4 个要素有不同的认识，也采用了不同的词来描述这 4 个基本概念。如对人的认识，可以为健康的人，也可以为具有潜在健康危险因素的人；可以为具有生理、心理、社会需要的人，也可以为具有生理、心理、社会、精神、文化需要的人等。因此，护理理论必须包含对护理理念中的这 4 个要素的阐述，在不同的护理理念的指导下形成不同的护理概念框架和理论模式。

第二节 常用护理理论模式

一、奥瑞姆的自理模式

自理模式是美国当代著名护理理论家多罗西娅·E·奥瑞姆（Dorothea Elizabeth Orem）提出

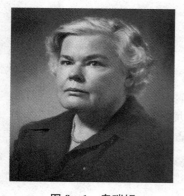

图 9-1 奥瑞姆

的。奥瑞姆生于 1914 年美国马里兰州（Mary Land）的一个工人家庭，1932 年卫校毕业，1939 年获得护理学士学位，1945 年获得护理教育硕士学位。她曾经当过私人护士、医院护士、教师，在 Indiana 州保健委员会任职，1957 年受聘于国家卫生教育福利部教育司，主管临床护士的培训工作，1971 年，出版了《Nursing：Concepts of Practice》，其护理理论初见端倪。随着 3 次再版，她在 1991 年，与同事们一起，提出了一个比较完善的护理理论，即自理模式。该模式基于这样的观点：每个人都有进行自我照护行为的需求，护理有助于个体满足保持生命、健康、安宁的自理需求。该理论强调护理的最终目标是恢复和增强病人自身的护理能力。在实施整体护理的过程中，护士通过对病人自理能力的评估和分析，帮助病人挖掘自理潜力，增强自理能力，引导病人和家属参与护理活动，成为维护和恢复健康的主题，正如 WHO 指出的："21 世纪，个体、家庭和社会在决定和满足其健康需求方面将扮演重要的角色，自我护理正成为一个发展的趋势"。可见，自理模式对护理实践具有重要的指导意义。

（一）奥瑞姆自理模式的内容

奥瑞姆自理模式包括 3 个相关理论结构：自我护理结构、自理缺陷结构和护理系统结构。

1. 自我护理结构

（1）自我护理（self-care） 也称自护，是指个体采取一系列自发性活动，以维持自身的生命、健康和完整，即人们以特定的方式维持自身的结构完整和功能的正常进行，维持正常的生长发育过程。自护是人类有意识的的本能活动,正常成年人都能完成自护活动。

(2)自理能力(self-care ability) 进行自理的能力。个体的自我照顾能力和方法是在个人的成长过程中逐渐学会的,因此它受个体的年龄、生活经历、社会文化背景、健康及经济状况等因素的影响。护理所关心的是个体的自理能力在特定时期是否能满足其自我照顾需要即自理需要。人的自理需要包括3个方面。

1)一般的自理需要(universal self-care requisites):是指所有的人在生命周期的各个阶段都具有的需要,是人类生存和繁衍的共同需要,即日常生活需要,包括8个方面:空气、食物、排泄、活动、休息、社会交往、预防有害因素的侵袭和机体功能活动的改善。

2)发展的自理需要(developmental self-care requisites):是指在生命发展过程中各阶段特定的自理需要以及在某种特定的条件下产生的需求。个体处于不同的发展阶段,发展的自理需要不同。例如,婴幼儿期应养成良好的进食、排泄习惯,到青少年期则应该能认识自己的第二性征,学习社会和文化知识,学会与人相处等,而成年期要有稳定的工作、收入、婚姻,事业有所成就等。当个体遇到影响个人成长的情况时,如失去亲人、失业等,则会产生预防和处理这些不利因素的需求。

3)健康不佳时的自理需要(health deviation self-care requisites):在人患病、遭受创伤,或在诊断、治疗过程中所产生的需求。如膀胱癌术后,病人需要学习人工尿瘘的护理知识等。

2. 自理缺陷结构

自理缺陷结构是奥瑞姆自理模式的核心,阐述了个体需要护理帮助的阶段,明确了护理人员的工作范围。奥瑞姆把在一定的时期内,以有效的方式采取一整套相关的行为活动以满足自理总需求的自理活动称为治疗性自理需要(therapeutic self-care demand)。当个体能够满足治疗性自理需要时,机体处于平衡状态;当个体的自理能力无法满足治疗性自理需要时,即出现了自理缺陷。这时,个体为恢复平衡就需要借助外界的力量,即护理照顾和帮助,采取各种帮助措施以弥补自理能力的不足(图9-2)。

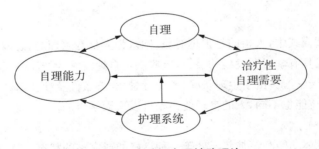

图9-2 奥瑞姆自理缺陷理论

3. 护理系统结构

怎样为护理对象提供照顾和帮助? 奥瑞姆认为护理活动应根据护理对象自理需要和自理能力缺陷程度而定,因此设计了3种护理补偿系统,即完全补偿系统、部分补偿系统和支持-教育系统(图9-3)。

(1)完全补偿系统(wholly compensatory system) 当病人的自理能力完全不能满足治疗性自理需要时,需要护士进行全面帮助。护理应保证满足其所有的基本需要,包括氧气、水、营养、排泄、个人卫生和活动等,如危重症、昏迷等病人的护理。

(2)部分补偿系统(partly compensatory system) 当病人的自理能力部分满足治疗性自理

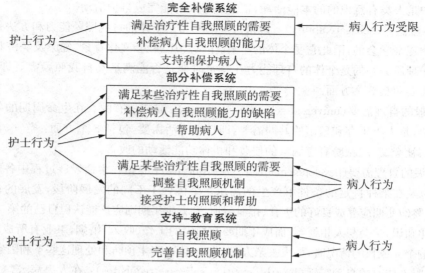

图9-3 奥瑞姆护理系统理论

需要时，护士根据个体自理能力的不同，给予适当的帮助，以满足其需要。在自理操作时，护士与病人都参与活动，在满足自理需要中都起主要作用。尽管病人能满足大部分自理需要，但需护士提供不同程度的帮助，如近期手术后的病人在如厕等方面需要协助。

（3）支持-教育系统（supportive-educative system） 当病人有能力学习一些必需的自护方法，但需要一些指导时，护理人员可使用支持-教育系统如给予必要的支持、指导或提供最佳环境，来满足其需要。如糖尿病病人通过学习，掌握控制饮食、检查尿糖的方法等。

（二）奥瑞姆对护理基本概念的论述

1. 人

在奥瑞姆的自理模式中，人指的是护理对象，她认为人具有生理的、心理的、社会的并有不同自理能力的整体。人具有学习和发展的潜力，有些满足自理需要的技能是天生的，如吸吮、呼吸、排泄，有些则必须后天学习。由于生理状况、文化背景、经济条件及社会地位等的不同，人与人之间的自理需要、自理技能也不同，人的自理能力是可以后天学得的。

2. 健康

健康是指人的机体功能和精神状况处于一种良好的或完整的状态。良好的生理、心理、人际关系和社会适应是人体健康不可缺少的组成部分。自理对维持健康状态是必需的。奥瑞姆认为当人的自理能力不能满足其治疗性自理需要的时候，疾病就出现了。

3. 环境

"环境是那些存在于人周围的、影响人的自理能力的因素"，如物理的、社会的和心理的因素等。人生活在社会中希望能自我管理，对自身的健康负责，对于不能满足自理需要的人，社会应根据其现有能力提供帮助，因此，自我帮助和帮助他人都被认为是有价值的活动。

4. 护理

护理是克服和预防自理缺陷发生、发展的活动，她指出护理是一个人用创造性的努力去帮助另一个人，重点是帮助人获得自理能力的过程；护理的任务是不断地提供帮助维持人的健康，能从疾病和创伤中恢复过来及能克服疾病带来的不良影响和后果；护理的对象包括个人、群体和社区。

（三）奥瑞姆的自理模式在护理实践中的应用

奥瑞姆的自理模式及其自理观念被广泛地应用在护理实践中，其护理应用的核心是按照护理程序实施护理。她把自己的理论和护理程序有机地联系在一起，通过设计好的评价工具表，护理人员就能够系统地确定病人在哪些方面存在自理缺陷，然后明确护理人员和病人的角色功能，满足病人的自理需要。以奥瑞姆理论为框架的护理工作方法分为3步：

1. 评估病人的自理能力和自理需要

护士通过收集资料确定病人存在的自理缺陷、自理能力和自理需要，从而决定病人是否需要护理帮助。

2. 设计恰当的护理系统

根据病人自理需要和护理能力，选择一个恰当的护理系统，并结合病人的特点，制定详细的护理计划以达到恢复和促进健康，增进自理能力的目的。

3. 实施护理措施

根据护理计划提供恰当的护理措施，协助病人恢复和提高自理能力。

二、罗伊的适应模式

卡利斯塔·罗伊（Callista Roy）修女于1939年出生于美国加利福尼亚州洛杉矶市，1963年获得洛杉矶芒特圣玛丽学院护理学学士学位，1966年和1973年分别获得加利福尼亚大学护理学硕士学位及社会学硕士学位，1977年又获得加利福尼亚大学社会学博士学位，1988年至今为美国马萨诸塞州波士顿大学的护理理论家。1964年，在加利福尼亚大学攻读硕士学位期间，罗伊在导师多萝西·E·约翰逊指导下开始研究适应模式，并于1970年发表文章公布该模式。多年来，罗伊与其同事及学生们对适应模式进行深入研究和不断完善，先后出版了《护理学简介：适应模式》《护理理论架构：适应模式》和《罗伊适应模式的要素》等理论专著，为护理同仁们学习、应用、研究并发展适应模式提供了理论基础，其适应模式实各国护理工作者广泛运用的一个护理学说。罗伊获得过许多荣誉，其中最重要的是她被《世界妇女名人录》《美国名人录》收录。

（一）罗伊适应模式的主要概念和定义

罗伊的适应模式引用系统论的观点，它从整体的观念出发，着重探讨了人作为一个适应系统面对环境中各种刺激的适应过程，其主要包括有以下5个方面的概念：

1. 适应水平

人应对环境刺激的适应水平与人的适应能力有关，每个人的适应水平是不同的，即使同一个人在不同时期其适应水平也是变化的。人的适应水平有一个区域，当作用于机体的各种内外环境刺激的强度在个体的适应能力范围内时，个体能够作出正常的适应性反应。反之，当刺激过强，超过个体的适应水平，个体表现为无效反应。

2. 环境中的刺激

罗伊将环境中能引起机体反应的各种刺激，根据其重要性归纳为3类。

（1）主要刺激（focal stimulus）是个体当前面临的、环境中引起个体反应的直接原因。它可以是生理的改变，如外伤、疾病；也可以是环境的改变，如住院，还可能是一种关系的改变，如家庭添加新成员。

（2）相关刺激（contextual problems） 是环境中除了引起个体反应的直接原因外，其他一些促成或加重这一反应的间接原因。如遗传因素、年龄、性别、药物、烟酒、自我概念、角色、相互依赖、文化等。

（3）固有刺激（residual stimuli） 是一些可能对当前行为有影响，但其影响作用不确切的因素。如一个人的经验、态度、个性、嗜好等。

3. 适应机制

机体的适应机制是通过生理调节、心理调节两个方面进行的。其应对能力既与先天因素和生物本能有关，又与后天学习和经验的积累有关。

4. 适应方式和效应者

环境刺激作用于机体，通过生理调节和心理调节，机体在生理功能、自我概念、角色功能及相互依赖4个效应方面表现出应对的行为变化。如个体面对难以应对的刺激时，常需要从相互依赖的关系中获得帮助和情感支持。

5. 应对反应

罗伊认为应对反应存在两种结果。当机体面对刺激时，可通过内部的2个调节机制，在4个效应方面作出行为改变。如果这种行为的改变是适当的，是有利于保持个体的完整性，促进个体的生存、生长、繁衍和自我实现的，罗伊称之为适应性反应；反之，如果这种反应是不适当的，是无法满足个体生存、生长、繁衍和自我实现的需要，甚至是破坏个体完整性的，罗伊称之为无效反应（图9-4）。

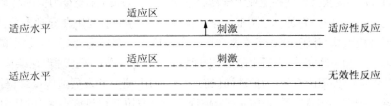

图9-4　适应水平示意图

（二）罗伊适应模式对护理基本概念的论述

1. 人

罗伊认为人作为护理的对象可以是个体、家庭、群体、社区或社会，不管其规模如何，都应该把它们作为一个有适应能力的系统看待。人作为一个有生命的系统，为了维持自身完整的状态，需要不断地适应环境的变化。因此她得出结论，人体是一个有适应能力的系统，为了达到生存、成长、繁衍、主宰及自我实现的目的，其应对机制能够以4种适应方式（生理功能、自我概念、角色功能、相互依赖）保持适应。

她将引起反应的环境刺激作为系统的输入部分，把人的适应机制作为控制部分，把适应反应和无效反应作为输出部分，输出部分作为反馈信号再次输入这个系统。即3种内外环境刺激作用机体，机体通过生理调节和心理调节2个亚系统进行调整和适应，表现出4个方面的效应变化，这些变化可能是适应性反应，也可能是无效反应，这取决于个体的适应能力和刺激的强弱（图9-5）。

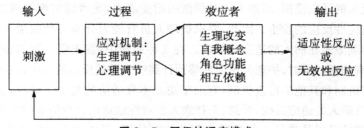

图 9 - 5　罗伊的适应模式

2. 健康

罗伊认为健康与疾病是人生中无法回避的一种状态,反映了人与环境的适应过程。如果人能够适应环境变化,在生理功能、自我概念、角色功能和相互依赖 4 个方面表现出适应性的行为反应,就能有效维持系统的整体性,保持健康。反之,如果人面对的是超过个体适应能力的内外环境刺激,在 4 个适应方式上表现出无效反应,机体的完整性受到破坏,即不能保持健康,也就处于疾病状态。

3. 环境

罗伊根据刺激的来源定义环境,认为来自机体内部和机体周围的刺激构成环境,因此"所有围绕并影响个人或群体发展与行为的情况、事件及影响因素"就是环境。环境被视为是不断变化的,它是人这个适应系统的输入(刺激因素)。环境因素包括内环境和外环境。环境因素可小可大,可以是消极的也可以是积极的。任何环境变化都需要个体付出更多的能量去适应。影响人的环境因素也被划分为 3 类:主要刺激、相关刺激和固有刺激。

4. 护理

罗伊认为护理应先明确目标然后再进行护理活动。

(1) 护理目标　是通过护理程序促进人在 4 个适应方面的适应性反应。适应性反应是对健康有利的反应,而人对变化的适应情况取决于输入的刺激和人的适应水平,即人在应对时所处状况。

内外部变化作为输入的刺激,与人的应对状态相互作用是适应过程的一个重要特点。个人所处的应对状态叫适应水平,它将决定人是否对内外界刺激作出积极的反应。适应水平是由主要刺激、相关刺激、固有刺激决定。主要刺激是促使行为发生的,通常引起人体最大限度变化的刺激。相关刺激是所有内在或外界对当时情景有影响的刺激,它们都是可观察、可测量或可由本人主观述说的。固有刺激是原有的、构成本人特性的刺激,这些刺激可能对当前行为有影响,但其影响作用不确切,且不易被观察到及客观测量到。

在面对刺激时,能否作出有利的反应取决于人自身的适应水平和刺激的强度。若将适应水平比作一条直线,则其适应区就在该线上下两条虚线之间,这就是适应能力范围。当全部刺激均作用于适应范围内时,输出的将是适应性反应;当全部刺激作用于适应范围以外时,输出的将是无效反应。护理就是要帮助病人减少无效反应,促进适应性反应。

个人的适应能力因个体在不同时期所处状态的不同而变化。如危重病人的适应范围、适应水平较狭窄,以致因可能细菌感染继发败血症而死亡,但在患病前,即使经受同样的细菌感染,也可能不发病。

(2) 护理活动　护士可以采取各种护理措施控制各种刺激,使其全部作用于人的适应范围之内，或通过扩展人的适应范围，增强个体对刺激的耐受能力，或者同时控制刺激和扩展人的适应范围，以促进适应性反应的发生。因此，要求护理人员有能力分辨各种刺激，以便有意识地操纵它们，使所有的刺激落在病人的适应范围内。在3种刺激中，首先要控制的是主要刺激，然后是相关刺激和固有刺激。同时，护理人员应能够预计到病人无效反应的发生，及早强化其生理调节机制、心理调节机制和其他的适应机制，有助于防止不良适应的发生。最后，适应模式要求专业人员有责任维持病人的适应反应，帮助、支持病人创造性地运用自身的适应机制，保持健康。

罗伊认为护理的目标是增强人与环境之间的相互作用，促进护理对象的生理功能、自我概念、角色功能和相互依赖4个方面的适应性反应。护士可通过控制各种刺激，减小刺激强度；或通过扩展人的适应范围，提高人的适应水平，最终使所有刺激都落在病人的适应区域内，达到促进适应性反应的护理目标。

（三）罗伊的适应模式在护理实践中的应用

罗伊的适应模式应用于临床护理工作，对指导护士全面收集病人健康资料，作出正确的护理诊断，制定有效地整体护理计划，提供高质量护理，提高病人满意度具有积极的意义。

1. 指导护理理念及护理目标的制定

适应模式视人为具有生理、心理、社会属性的统一体的观点与视病人为生病的生物个体的观点有很大的不同。它符合"以病人为中心"的整体护理观和现代医学模式对人的认识，其"成为一个完整和全面的人的过程"的健康概念也与现代健康观一致，而护理目标在于通过护理程序控制各种内外部环境刺激，以促进人在健康和疾病状态下的完整性的观点更是体现了现代护理思想。作为一种现代护理观，适应模式为护理实践提供了基本的理论基础。基于适应模式对人、健康、环境和护理概念的认识，我们可以制定出能够指导护理实践的护理理念和护理目标。

2. 为实施护理程序提供指导

罗伊的适应模式可指导护士运用护理程序全面评估病人的健康状况，识别无效反应及其相关的刺激因素，提出正确的护理诊断，制定并实施有效地护理计划以促进病人康复。罗伊根据适应模式将护理程序分为6个步骤，包括一级评估、二级评估、诊断、制定目标、干预和评价。

（1）一级评估 是指收集护理对象的生理功能、自我概念、角色功能和相互依赖4个方面的行为资料，然后判断其行为是适应性反应还是无效反应。护士应分析这些输出行为能否促进其完整性，是否有助于健康；同时确定无效反应和需要护士帮助的适应性反应。

（2）二级评估 是对引起反应的刺激进行评估。收集和分析有关刺激的资料，识别主要刺激、相关刺激和固有刺激，判断造成无效反应的刺激因素。罗伊提出的影响个体适应的相关刺激，包括遗传、性别、发育阶段、药物、烟草、酒精、自我概念、角色功能、相互依赖、生活和社交方式、应对机制和应对方式、心身压力、文化导向、宗教以及自然环境等，可作为刺激评估的参考。

（3）护理诊断 完成一级评估和二级评估后，针对4个方面的反应方式提出护理诊断。并注意护理诊断的优先次序，排列时应根据威胁或影响个体生存、成长、繁衍和发挥潜能的程度考虑，将对个体生命威胁最大的，需要首先予以解决的护理诊断排列在最前面。

（4）制定目标 护理目标是提高护理对象的适应水平，促进护理对象生理功能、自我概念、角色功能和相互依赖的适应性反应，改变或避免无效反应，从而维护护理对象的健康。

（5）护理干预 护理措施的选择和实施应遵循适应模式的基本观点，主要通过控制刺激和扩大护理对象的适应区域来达到护理目标。罗伊提出控制刺激的方式包括消除刺激、增强刺激、减弱刺激、改变刺激。控制刺激不仅应针对主要刺激，还应注意对相关刺激和固有刺激的控制。扩大适应区域应了解其生理调节和心理调节的能力和特点，给予必要的支持和帮助。

（6）评价　目的是检验护理措施的有效性。评价的方法是继续运用一级评估和二级评估收集有关资料，将干预后病人的最终行为与目标行为比较，以确定是否达到预期目标。对尚未达到预期目标的护理问题需要找出原因，以确定继续执行护理计划或修改护理计划。

三、纽曼的健康系统模式

贝蒂·纽曼（Betty Neuman）1924 年出生于美国俄亥俄州洛厄尔的一个农场家庭，她对护理的早期兴趣主要源于她父亲对多年照顾他的护士的高度评价与赞赏。纽曼于 1947 年在俄亥俄州 Akron 人民医院护校完成了初级护理教育，1957 年获护理学士学位，1985 年获得临床心理学博士学位。Neuman 是精神保健护理的开拓人，20 世纪 60 年代她在精神护理领域开创了独特的护理教育和实践方法，这为其后期护理模式的发展奠定了基础。1972 年首次公开发表自己的护理学说，1989 年再版的《Neuman 系统模式在护理教育和实践的应用》（the Neuman system model: application to nursing education and practice）比较完善地阐述了她的护理观点。

（一）健康系统模式基本内容

纽曼的保健系统模式是一个综合的、动态的护理模式，以开放系统为理论框架，重点强调人是与环境相互作用，以整体的观念看待人、环境及个体对于环境中压力源的反应。

1. 压力源

纽曼认为压力源（stressors）是引发个体紧张、干扰机体正常活动的各种刺激，可分为个体内的、人际间的和社会性的压力源 3 类。

（1）个体内的压力源　指来自于个体内与内环境有关的压力，如愤怒、悲伤、自我形象改变、自尊紊乱、疼痛、气急、失眠等。

（2）人际间的压力源　指来自于 2 个或多个个体之间的压力，如夫妻关系、家庭关系、护患关系的紧张，人际沟通障碍，父母与子女间的角色期望冲突等。

（3）社会性的压力源　指来自于社会的压力，如社会医疗体系、经济状况、环境陌生等。

2. 反应

纽曼认为压力源所引发的压力反应（reaction）不仅局限在生理方面，而是生理、心理、社会文化、精神与发展多方面的综合反应。反应的结果可以是负性的，也可以是正性的。

3. 人的防御功能

在纽曼的系统模式中，人被定义为与环境持续互动的开放系统，这个系统可以是个体，也可以是家庭、群体、社区，称为护理对象系统。每个系统都具有正常的防卫及结构能力，其防御结构用围绕着一个核心的系列同心圆来表示（图 9-6）。

（1）基本结构　又称核心部分，是人类生存的基本结构和能量源，它包括生理机能、遗传特征、认知能力等，受人的生理、心理、社会文化、精神与发展这 5 方面功能状态及其相互作用的影响和制约。当能量源储存大于需求时，个体保持机体的稳定与平衡。

（2）弹性防线　位于机体正常防线之外，充当机体的缓冲器和滤过器，常常处于波动之中，可在短期内急速变化。一般来说，弹性防线距正常防线越远，弹性防线越宽，其缓冲保护作用越强。弹性防线受个体生长发育、身心状况、认知技能、社会文化、精神信仰等影响，其主要功能

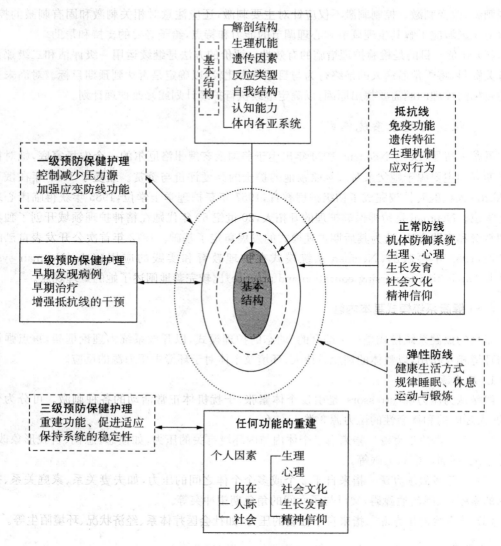

图9-6 纽曼机体防御结构示意图

是：防止压力源入侵，缓冲、保护正常防线。

（3）正常防线 位于弹性防线和抵抗线之间。机体的正常防线是人在其生命历程中建立起来的健康状态或稳定状态，它是个体在生长发育及与环境互动过程中对环境中压力源的不断调整、应对和适应的结果。正常防线的强弱与个体在生理、心理、社会文化、发展、精神等方面对环境中压力源的适应与调节程度有关。当健康水平增高时，正常防线扩展；反之，则正常防线萎缩。若压力源侵犯到正常防线，个体可表现出稳定性降低和疾病。

（4）抵抗线 紧贴基本结构外层。由支持基本结构和正常防线的一系列已知和未知因素组成，如白细胞、免疫功能以及其他生理机制。其主要功能是保护基本结构。当压力源入侵到正常防线时，抵抗线被无意识地激活，若抵抗线功能能有效发挥，它可促使个体回复到正常防线的较强水平。若抵抗线功能失效，可导致个体能量耗竭，甚至死亡。

3条防御线中，弹性防线保护正常防线，抵抗线保护基本结构。当个体遇到压力源时，弹性防线被首先激活,若弹性防线抵抗无效,正常防线遭到侵犯,人体发生反应、出现症状,此时,抵抗线被激活,若抵抗有效,个体又回复到通常的健康状态。

例如,一位有心血管病家族史的中年科技人员,虽然平时健康良好,但护理人员仍向他介绍一级预防的措施,建议不吸烟、不酗酒、清淡低盐饮食、定时锻炼身体等,以加强应变防线、保护正常防线;近期,因工作压力重、单位里上下级关系不融洽,他开始出现疲惫、失眠、食欲不佳、急躁易怒、血压波动高于正常范围。此时护士让他采取二级预防:到门诊检查、血压高时服药,合理安排工作,参加一些娱乐活动,适当休息,请有重要影响的人对自己加以帮助以缓和人际关系,这样可以减轻压力反应,加强抵抗线,经过一个阶段的调整,其健康恢复正常;当其血压恢复平稳后,根据三级预防的要求,护士对他进行指导,让他总结哪些措施有利于抵御压力反应并对保持健康有利,持之以恒地坚持下去,以预防上述症状的复发,并获得最佳健康。

4. 预防

纽曼认为护理的目的是通过护理干预来维持和恢复机体的平衡,根据个体对压力源的反应情况不同,采取的不同水平的干预,她提出了3个水平的预防措施。

(1)一级预防(primary prevention) 当怀疑或发现压力源确实存在而压力反应尚未发生时,一级预防就可开始。目的是防止压力源侵入正常防线,主要措施为减少或避免与压力源接触以及巩固弹性防线与正常防线。

(2)二级预防(secondary prevention) 压力反应一旦发生,就可采取二级水平的干预,即:发现早期病例、及时治疗、增强抵抗线。该水平的干预可在压力反应被识别的任何点开始,目的是减轻和消除反应、恢复个体的稳定性并促使其恢复到通常的健康状态。

(3)三级预防(tertiary prevention) 指继积极治疗之后或个体达到相当程度的稳定性时,为能彻底康复采取的干预。目的是进一步维持个体的稳定性,为能彻底康复、减少后遗症而采取的干预,可通过再教育和最大限度地利用个体内外资源来实现。

(二)健康系统模式对护理基本概念的论述

1. 人

纽曼对人的认识主要基于整体论、系统论的观点,"整体性""完整性""开放性"是纽曼关于人的核心概念。纽曼认为,每个人都是一个多维的、整体的开放系统,包括生理的、心理的、社会文化的、精神的、发展的5个层面,这5个变量彼此关联并与环境中的压力源持续互动。虽然每个人都是独特的,但所有人对压力源都有其正常的压力反应范围,该范围就是人的抵抗线和日常健康水平。纽曼说:"我们应该坚决抵制以孤立的观点看待我们的服务对象,必须按系统、整体的原则来思考和行动。系统性、整体性思维可使我们充分重视个体各组成部分间的内在联系,避免传统上对人认识的片面性和封闭性。"

2. 环境

为任何特定时间影响个体和受个体影响的所有内外因素。纽曼认为人体内部的、外部的、人际间的压力源是环境的重要成分。其中,人体内部的压力源与内环境相关,而人体外部的压力源和人际间压力源则与外环境关联。

3. 健康

健康是一种动态的过程,从疾病到健康的连续状态中,任何时间点上个体在心理、生理、社会文化、精神与发展等各方面的稳定与和谐状态。人在其整个生命周期中可处于不同水平的健康状态。纽曼曾用"能量学说"来解释人的健康水平的升降，她认为健康是一种"活能量"，当机体产生和储存的能量多于消耗时，个体的完整性、稳定性增强，健康水平增高；当机体产生和储存的能量少于消耗时，个体的完整性、稳定性减弱，健康水平降低逐渐发生病变，甚至走向死亡。所以，纽曼认为保存能量始终是护理的目标和基本工作原则。

4. 护理

护理通过有目的的干预，减少或避免影响压力因素和不利状况，从而帮助个体、家庭、群体和社区获得并保持健康水平。护理的主要任务是保存能量，恢复、维持和促进人的稳定、和谐与平衡，帮助人们向健康的正方向发展。

（三）健康系统模式在护理实践中的应用

纽曼健康系统模式已在护理临床实践、科研和教育等方面得到广泛应用。

1. 护理科研方面

纽曼健康系统模式既用于指导对相关护理现象的质性研究，又已作为对不同服务对象进行预防性干预效果研究的量性试验理论框架。

2. 护理教育方面

仅美国就有至少 24 种学士学位或学士学位以上的课程将纽曼健康系统模式作为其课程设置的理论架构。

3. 临床护理方面

纽曼的健康系统模式主要用于指导护士应用护理程序，纽曼提出了五步骤的护理工作过程：护理诊断、护理目标和护理结果。

纽曼系统模式可用于从新生儿到老年人、处于不同生长发展阶段人的护理；还可用于不同的临床科室，如精神科、内外科、重症监护室、急诊科、康复病房、老人院等；另外也可用于多种病人的护理，如高血压病人、肾脏疾病病人、癌症病人，甚至艾滋病和一些病情非常危重复杂的病人，如多器官功能衰竭、心肌梗死病人等。

四、佩普罗的人际关系模式

希尔德加德·佩普罗（Hidegard Peplau）于 1909 年出生在美国的宾夕法尼亚州，1931 年护校毕业，1943 年获人际关系心理学学士学位，1947 年获精神护理学硕士学位，1953 年获教育学博士学位，1970—1972 年任美国护理学会理事长。佩普罗的专业知识和教学经验非常丰富，二战期间曾在英国伦敦的一所精神病院工作。获硕士学位后，她应邀参与精神护理学研究生课程的安排和教学工作，直到 1974 年退休，退休后仍活跃于护理界。

佩普罗对护理尤其是精神护理的贡献是巨大的，早在 1952 年她就发表了题为《护理的人际关系学》一书。佩普罗在书中尝试着用人际关系的理论构架来分析护理行为，形成了最早的护理人际关系理论。

（一）人际关系模式的主要内容

佩普罗认为护士与病人之间的关系是在护理过程中形成的合作性关系，这种关系可以产生一种"成熟力量"，通过这种力量产生的人际效应能协助护士满足护理对象的需求。佩普罗认为护理对象和护士之间的人际关系形成与终止过程可分为 4 个连续的阶段，即认识期、确认期、开拓期和解决期，并指出这 4 个阶段既独立又相互重叠，贯穿在整个护患关系中。

1. 认识期

护士与护理对象见面后相互认识的阶段是人际关系模式的第一步。第一印象是彼此联系的起点，良好的第一印象至关重要。护士、病人及其亲属共同努力，找出病人存在的问题及原因，正确认识现存的问题并决定病人需要何种帮助。这样会使病人的紧张和焦虑程度降低，也使护患之间由陌生者开始的关系得到发展。

2. 确认期

即确定适当的专业性帮助时期，此期需要解决的是正确评估护理对象的需要，确定为护理对象提供帮助的方向。此期有效的沟通能使护士了解病人需要，并能得到更多的理解，使其乐于接受护士的帮助。护理对象选取对自己与护士之间的关系状态时，可能有 3 种情况：①对抗依赖——拒绝护士为自己做任何事；②过分依赖——让护士替自己做所有的事；③有限依赖——正视自己具有某种依赖性的需要而接受护士的帮助。在这个阶段，病人确认护士能帮助自己并接受帮助自己的人。护士允许病人表露自己的感觉，帮助病人经受疾病过程的不适应及提供专业性帮助，满足需要。

3. 开拓期

护士根据确认期的评估结果，有针对性地向病人提供服务，保证服务的有效性，病人从护理中得到其所需要的服务，而护理服务的质量是开拓期成功的关键。病人试图从护患关系中得到最大的益处。病人可能会提出比自己在病重时更多的需要，并建立了一些新的目标，因为病人有了更强的判断力，病人开始将自己的权力从护士处收回，显示出更多的主动性。由于新的目标不断出现，病人对自己状况的满足出现得就相对晚了。护士应理解病人并帮助病人面对新问题，共同为病人达到最佳健康状况的努力。

4. 解决期

护理对象的需要已经在护士和自己的共同努力下得到满足，病人逐渐获得自立的能力，治疗性的人际关系模式即将结束。这是一个病人摆脱对护士的认可的过程，健康问题解决，病人出院，护患关系结束，病人向新的目标前进。

佩普罗还指出了在护患关系中护士所扮演的各种角色。护士在护患关系的不同阶段所扮演的角色也不同。

(1) 陌生者(unfamiliar) 护士与病人刚接触时，互不相识，但护士对病人要有礼貌，将病人看作一个有感情的人，一个独特的整体来接受，这个角色出现在定向阶段。

(2) 解答者(answer) 护士回答病人所提出的有关健康的问题及解释治疗和护理计划，这个角色可以出现在多个阶段。

(3) 教师(teachers) 这是一个所有角色的复合物，从病人所知出发，唤起病人的学习兴趣，培养病人利用信息的能力，它也可以出现在多个阶段。

(4) 领导者(leadership) 护士通过护患合作和病人主动参与帮助病人完成任务，是一个民主的过程。

(5) 替代者(replater) 替代他人，即护士的态度和行为引起病人的感情状态，病人重温在以前关系中产生的感情。护士的作用就是帮助病人认可护士和病人回忆起的人的相同之处，然后再帮助病人看到护士和所回忆起的人的不同之处。这样，护士和病人共同确定哪些由病人自己做，哪些需要依赖护士做，哪些需要配合着做。

(6) 顾问(consultants) 此角色在精神护理中尤为重要。在护患关系中，顾问的作用就是对病人的要求作出反应。护士利用人际关系的技巧来帮助病人记住并充分理解目前状况，使其将这段经历和其他生活经历结合起来，而不是将它们分开。

（二）人际关系模式对护理基本概念的论述

1. 人

人具有生化的、生理的和人际关系的特征与需要，并有焦虑和沟通交流特征的。焦虑是指在一个人与其他人交往的过程中，自己的生理的或心理的安全受到威胁进而产生的一种精神压力。佩普罗认为人是一个发展的自我系统，是一个抗焦虑的系统。焦虑的出现及其程度可以影响人的行为方式。沟通交流是人成长的重要组成部分，通过和亲友的交流可以评价一个人的想法并使其改变。沟通交流还可以使他人弄清自己对事物的看法，达到相互理解的目的。

2. 环境

环境是存在于人周围的各种因素，包括文化、道德、风俗、信仰及人际关系等。佩普罗认为人际关系包括人与家庭、子女与父母、护士与病人的关系等，在促进健康方面起着重要的作用。

3. 健康

佩普罗给健康下的定义是一个"象征词"，意指富有价值的、创造性的、建设性的人生向前发展的生活运动。

4. 护理

护理是帮助人们满足需要的、重要的、治疗性的和人际间的过程。护理独特的功能是帮助病人获得超过他们生病时所具有的理性和人际间的能力，通过护患关系的作用和发展，不仅是病人甚至护士本身也变得更有知识和更加成熟。

（三）人际关系模式在护理实践中的应用

佩普罗的人际关系模式的核心是护患关系，是现代护理中不可缺少的部分。人际关系模式在临床护理实践中主要用于体现护患关系的各个阶段中护理的作用，以及研究如何促进护患关系的发展。运用佩普罗人际关系模式时特别强调建立一个强有力的治疗性护患关系，体现护士多种角色功能，使护士与护理对象进行有效沟通，调动病人的主观能动性，有利于帮助病人树立战胜疾病的信心，引导他们积极主动配合治疗，早日康复；有利于帮助护士全面了解病人的需求，提高工作效率及整体护理质量；有利于促进良好的护患关系，减少医疗纠纷；有利于病房管理，提高护理服务效果，对构建和谐的医疗环境具有重要的意义。

五、莱宁格的跨文化护理理论

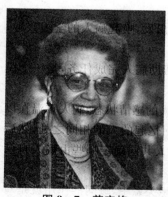

图 9-7　莱宁格

跨文化护理理论是美国著名的护理理论学家莱宁格（Madeleine Leininger，图 9-7）在 20 世纪 60 年代首先提出的。她在一个"儿童指导之家"工作期间，注意到不同文化背景的儿童反复表现出来的行为上显著差异，她竭尽所能的帮助显得贫乏无力，坚定了她攻读文化、心理学和人类学的决心。1965 年她成为全世界第一个获得人类学博士学位的护士。1989 年创办了《跨文化护理杂志》，先后建立了全世界第一和第二个跨文化护理硕士与博士点。她的第一部跨文化护理专著为《护理学与人类学：两个世界的融合》，以后相继发表了许多有关跨文化护理理论和实践的专著与论文。

（一）主要概念

1. 有关文化及文化关怀的概念

（1）文化（culture）　指不同个体、群体或机构通过学习、共享和传播等方式所形成的生活方式、价值观、信仰、行为标准、个体劳动特征和实践活动的总称。

（2）文化关怀（cultural caring）　指为了满足自己或他人现有的或潜在的完好健康，应对伤残、死亡或其他状况的需要，用一些符合文化、被接受和认可的价值观、信念和定势的表达方式，为自己和他人提供的综合性、符合相应文化背景的帮助、支持和促进性的行为。

（3）文化关怀的多样性（diversity in cultural caring）　指文化内部或不同文化之间、某群内部或群体之间、个体之间在关怀的信念、含义、模式、价值观、特征表现和生活方式等方面的差异性，从而衍生不同的关怀意义、价值、形态和标志。

（4）文化关怀的共性（university in cultural caring）　指人类在关怀的意义、定势、价值、标志及关怀方式等方面的共性。

2. 关怀的基本概念

（1）一般关怀（common caring）　指该文化所特有的传统、固有的文化关怀知识与技能，可以通过模仿、学习而得到。

（2）专业关怀（professional caring）　通过大学、学院或临床机构传授和规范学习获得的专业的关怀知识和实践技能。

3. 跨文化护理

跨文化护理（trans-cultural nursing）：通过文化关怀环境和文化来影响服务对象的心理，使其处于一种良好的心理状态，以利于疾病康复。

（二）护理模式

莱宁格的跨文化护理理论指出为个体、家庭和群体的健康提供与其文化相应的护理照顾，她设计了一个朝阳模式来实践她的护理理念。该模式分为 4 个层次。

1. 世界观、文化与社会结构层

世界观、文化与社会结构层用以指导护士评价和收集影响服务对象关怀表达方式和关怀实践因素。这一层表明：人类照顾与他们的文化背景、社会结构、世界观、环境内容不可分割。

2. 服务对象层

服务对象层提供了健康系统内的服务对象与文化有关的信息。

3. 健康系统层

健康系统层包括民间健康系统、专业健康系统和护理系统的特征及各自的照顾方式。

4. 护理照顾决策与行为层

护理照顾决策与行为层包括维持、调整、重建文化护理关怀。

（三）基本内容

1. 文化照顾是人类生存的必需条件

文化照顾是指用一些人们认识到的价值观、信念和表达方式，来帮助、支持某个体（群体）维持健康、改善生活方式或面对死亡和残疾。文化照顾是人的一种天性，是人类文明社会形成、生存、发展壮大的基础及必需条件。

2. 世界上不同文化的民族具有文化照顾的共性和特性

为病人提供合乎其文化环境的照顾是护理人员的职责之一。

3. 文化照顾可分为普遍照顾和专业照顾

普通照顾是人类一种天性的具体体现，它存在于日常生活中；专业照顾是那些帮助性、支持性、关心性的专业行为，以满足服务对象的需要，从而改善人类的生存条件或生活条件，以利于人类社会的生存及发展。

（四）对护理学基本概念的论述

1. 人

人是护理的对象，能通过对他人关照和帮助，关注他人的需要、健康和生存的特定对象，表现出人类关怀的普遍性，人同时也能接受他人的关怀、照顾和帮助。

2. 健康

健康指个体或群体按特定文化方式进行日常活动并处于动态稳定的一种状态。健康是各文化中的共同状态，又在每个文化中形成、诠释、评价和实践。

3. 环境

文化与环境密切相关，在一定意义上文化背景就是环境。

4. 护理

护理是一种需要解释的跨文化现象，是一门需要培训，以人道主义为宗旨研究人类关怀现象和活动的专业或学科，其目的是以具有文化意义的有效方式，帮助、支持或促使个体或群体维持或保持完好健康状态，或帮助个体应对伤残或死亡。

（五）在护理实践中的应用

在过去，护士给不同文化的护理对象提供照顾时，没有从跨文化的角度进行考虑和实践。莱宁格提出护理的关键在提供以文化为基础的照顾和关怀，跨文化护理理论是根据服务对象的社会文化环境和文化背景，向服务对象提供与其文化背景一致的多层次、多体系、高水平和全方位的有效护理，朝阳模式和护理程序的应用基本是一致的，更强调护士要具备有关文化的知识，理解护理对象的文化，即通过文化环境和文化来影响服务对象的心理，使其能处于一种良好的心理状态，以利于疾病康复。

1. 评估

护士要了解与服务对象有关的文化方面的知识。如服务对象的民族宗教信仰、风俗习惯等特点。

2. 护理诊断

同一类型疾病的服务对象在病理特征上具有相似性，但由于其民族、社会地位、从事的职业、文化修养等不同，因而，应根据服务对象的文化背景，动态了解服务对象的健康问题。

3. 护理计划和实施

计划与实施在第四层展开。护理计划要基于服务对象的文化，提供与文化一致的照顾。其实施的3种方式为文化照顾与保存维护、文化调整和文化照顾重建。

4. 评价

朝阳模式未阐述护理评价部分,但莱宁格特别强调护理应提供适合和有益于服务对象的照顾方式,而且有必要系统研究护理照顾行为,以便采取相应的生活方式与行为模式。

■▶ 本章小结 ◀■

护理理论是对护理现象系统的、整体的看法,以解释、描述、预测和控制护理现象。奥瑞姆自理模式包括3个理论结构:自我护理理论、自理缺陷理论和护理系统理论,其核心部分是自理缺陷理论。罗伊的适应模式引围绕的适应性行为组织护理活动,护理的目标是通过护理活动促进人类的适应性能力以达到帮助人恢复健康的目的。纽曼的健康系统模式认为人是一个多维的、整体的开放系统,不断受到压力源的刺激产生压力,通过有目的的护理干预减少或避免不利的影响因素,从而帮助个体、家庭、群体获得整体健康水平。佩普罗的人际关系模式认为护士与病人之间的关系是在护理过程中形成的合作性关系,这种关系为解决困难、冲突、满足病人的需要提供了条件,护理对象和护士之间的人际关系形成与终止过程可分为4个连续的阶段,即认识期、确认期、开拓期和解决期。跨文化护理是根据服务对象的社会文化环境和文化背景,向服务对象提供与其文化一致的多层次、多体系、高水平和全方位的有效护理,即通过文化环境和文化来影响服务对象的心理,使其能处于一种良好的心理状态,以利于疾病康复。学习掌握常用的护理理论的基本内容和主要观点,在护理实践中灵活运用护理理论,为病人提供高质量的护理服务。

▪▪▪▪ 思考题 ◀▪▪▪▪

1. 病人,男性,17岁,高中学生。昨日因猛烈摔倒,致右侧小腿粉碎性骨折而急诊入院手术。术后生命体征平稳,体温 37.8 ℃,脉搏 90 次/分,血压 120/80 mmHg。术后伤口敷料干燥,患肢制动并抬高 15°。病人述伤口疼痛,因睡眠欠佳,精神状态较差,食欲不佳,术后床上排小便较顺畅。目前按医嘱静脉补液每日 1 500 ml,青霉素 400 万 U 静脉滴注。病人担心会留下后遗症,而且正在上学期间,势必会影响到学习,再加上突然住进医院这样一个陌生的环境中,难免有些不适应,所以有些紧张、焦虑。病人渴望消除患肢疼痛,恢复肢体功能,尽早康复出院。请应用奥瑞姆的自理模式对本案例进行分析。

2. 病人,女性,29岁,汉族,已婚并育有一子,因子宫肌瘤将于 3 天后行子宫摘除术,病人出现失眠。请应用罗伊的适应模式对本案例进行分析。

3. 病人,女性,28岁,诊断为风湿性心脏病伴二尖瓣狭窄半年。3 天前因劳累、受凉感冒后出现胸闷、呼吸困难、不能平卧,于昨天以"风湿性心脏病、二尖瓣狭窄、左心功能不全"入院。体检:体温37.0 ℃、脉搏 110 次/分、呼吸 28 次/分、血压 95/70 mmHg,精神差、半坐卧位、肺底部中量湿啰音。实验室检查:白细胞 13.2×10^9/L。社会心理资料:自诉虽然查出"风湿性心脏病"已半年,但此次还是第一次入院,女儿 2 岁,自出生后从未与女儿长时间分开过。丈夫工作比较忙,担心家人照顾不好她,同时,认为查出病才半年就成现在这样子,病情发展很快,不知道以后怎样,可不可以根治。想到这些事,整夜不能入睡。请应用纽曼的系统模式对本案例进行分析。

4. 病人,男性,65岁,患慢性支气管炎十余年,肺心病3年。近2天因感冒而气急、咳嗽,痰不易咳出,呼吸困难,不能入睡,易醒。入院体检:体温38.9 ℃,脉搏112次/分,呼吸26次/分,口唇发绀,双下肢水肿。病人对疾病缺乏正确认识。请按佩普罗提出的护患关系的4个阶段进行分析。

（陈　鲁）

护 理 程 序

> **掌握** 护理程序、护理评估、护理诊断的概念。
> **掌握** 护理诊断的组成、陈述方式及书写护理诊断的注意事项。
> **掌握** 护理诊断排序原则。
> **掌握** 护理目标的陈述方式及陈述中应注意的问题。
> **理解** 收集资料的目的、资料的来源、种类、内容和方法。
> **理解** 护理计划、护理目标、护理实施的概念。
> **理解** 护理诊断与医疗诊断的区别。
> **掌握** 有关标准能够区分正确与错误的护理诊断、护理目标和护理措施。
> **了解** 制定护理目标和护理措施的要求。

随着医学模式的转变，人类的健康问题更加复杂，应该用现代整体的观念指导护理工作，采用有逻辑的、科学的工作方法，以帮助护理人员为护理对象提供科学的、高质量的健康照顾。因此，作为一名护士，必须掌握科学的护理工作方法，更好地为护理对象服务。

第一节 概 述

护理程序是现代医学模式、护理学发展到一定阶段后，在新的护理理论基础上产生的，是护理工作中科学的工作方法。运用护理程序使护理人员在准确把握护理对象的健康问题的基础上，实施有目的、有计划、系统的护理活动，以满足护理对象的健康需要，使护理对象达到最佳的健康状况。

一、概念

护理程序(nursing process)：以促进和恢复护理对象的健康为目标所进行的一系列有目的、有计划的护理活动。它是对护理对象进行主动、全面的整体护理，使其达到最佳的健康状态。

护理程序的特点体现在系统地解决问题的过程，这是一个综合的、动态的、具有决策和反馈功能的过程。所谓综合的，是因为护理手段是综合多方面的相关知识，如应用系统观察的方法、解决问题的方法来处理病人的疾病和健康问题。所谓动态的,是指护理工作是根据病人整个病程各个阶段的不同护理而变动的。所谓决策,是指护理措施是针对病人存在的护理问题而决定。所谓反馈,是指采取护理措施后的结果又反过来影响和决定下一步的决策措施。因此,护理程序不仅是一种有逻辑性、合乎科学原理的工作方法,而且还是一种思想方法。它不仅适用于医院临床护理工作,也适用于其他护理实践活动,如健康教育、社区护理和家庭护理等。

二、发展历史

1955年美国护理学者海尔(Hall L)首先提出"Primary Nursing",强调以病人为中心实施护理。1961年奥兰多(Orlando IJ)撰写了《护士与病人的关系》一书,第一次使用了"护理程序"一词,并提出了3个步骤:病人的行为,护士的反应,护理行动有效计划。1967年尤拉(Yura H)和握斯(Walsh)完成了第一本权威性的《护理程序》教科书,确定护理程序有4个步骤:评估、计划、实施和评价。1975年罗伊等护理专家提出护理诊断这一概念,从而将护理程序发展为目前的5个步骤,即评估、诊断、计划、实施和评价。

20世纪80年代初期,美籍华人学者李式鸾博士到中国讲学,将美国的"Primary Nursing"护理制度引入中国,以护理程序为中心的责任制护理开始实行。1994年经美籍华人学者袁剑云博士介绍,全国部分医院开始试点开展系统化整体护理,即以护理程序为核心,设立模式病房,对病人有效地进行整体护理。1996年根据卫生部有关文件,全国整体护理协作网正式组建。1997年6月卫生部下发《关于进一步加强护理管理工作的通知》,要求各医院积极推行整体护理。目前整体护理与护理程序正在健康发展中,广大护理人员正在积极探索适应我国国情,具有中国特色的整体护理实践模式。

三、理论基础

护理程序的理论基础来源于与护理有关的多学科理论,目前普遍认为有关的理论有系统论、人的基本需要论、信息交流论和解决问题论等,各个理论相互关联,互相支持。系统论组成了护理程序的工作框架;人的基本需要论为评估护理对象健康状况、预见护理对象的需要提供了理论基础;信息交流论赋予护士与病人交流能力和技巧,从而确保护理程序的最佳运行。解决问题论为确认护理对象健康问题,寻求解决问题的最佳方案及为效果评价奠定了方法论的基础。

四、基本步骤

护理程序由5个步骤结合而成,即护理评估、护理诊断、护理计划、护理实施和护理评价(图10-1)。

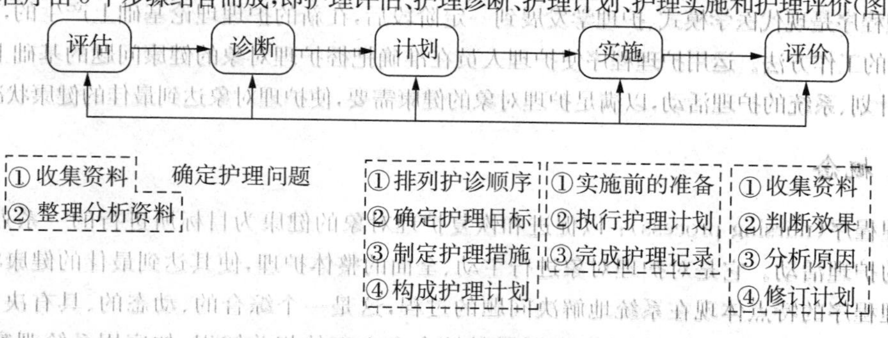

评估 → 诊断 → 计划 → 实施 → 评价

①收集资料　确定护理问题　　①排列护诊顺序　①实施前的准备　①收集资料
②整理分析资料　　　　　　　②确定护理目标　②执行护理计划　②判断效果
　　　　　　　　　　　　　　③制定护理措施　③完成护理记录　③分析原因
　　　　　　　　　　　　　　④构成护理计划　　　　　　　　　④修订计划

图10-1　护理程序基本步骤

(一) 护理评估

护理评估是护理程序的第一阶段,它的活动主要是收集病人有关的健康资料、家庭及社会情况,以了解病人的需要、问题、担忧及个人反应。资料要以有序的系统的方式来收集,包括询问病史、体格检查及各种辅助检查的结果。

(二) 护理诊断

在此阶段,把估计中的各种资料进行分析与解释,由此得出关于病人需要解决的健康问题,护理诊断确定之后各阶段工作则以它为核心,作为制定计划的依据。

(三) 护理计划

这个阶段的工作是采取各种措施来预防、减轻或解决护理诊断中提出的各项问题。计划是护理行为的指南。

(四) 护理实施

护理实施是按计划将各项措施落实于护理工作中,在实施中,护士要继续收集有关病人情况以及环境相互作用而产生变化的资料。记录是用来说明计划已经执行并作为衡量其有效性的工具。

(五) 护理评价

护理评价是护理程序中的最后一步,考核病人的进步以及完成任务的程度,护士有时需要根据病人的进步情况重新收集资料,改进措施及修订计划。

护理程序虽然在文字上分为五个明确的阶段,但在实际工作中,它们相互影响,彼此依赖,因而是不可分割的,它们有各自的功能作用又相互关联,达到一个共同目标,即增进或恢复病人的健康。这种循环模式贯穿于从病人入院开始直至出院(或转院、转科或死亡)的整个过程中。

第二节 护理评估

护理评估(assessment)是整个护理程序的基础,是一个系统地、连续地收集、组织、核实和记录护理对象有关健康资料的过程。护理评估贯穿于护理工作的始终及护理程序的全过程。评估阶段的工作质量受护理人员的观念、知识、思维及技巧的影响。护理评估包括两方面工作:收集资料和整理分析资料。护理评估的根本目的是找出护理对象需要解决的护理问题。

一、收集资料

(一) 目的

1) 建立护理对象健康状况的基础资料。
2) 为确定护理诊断、制定护理计划、评价护理效果提供依据。

3) 为护理科研积累资料。

（二）内容

1. 一般资料

一般资料，如姓名、年龄、性别、民族、职业、文化程度、家庭住址、宗教信仰、婚姻状况及个人爱好等。

2. 现在健康情况

现在健康情况包括现病史、主要病情、日常生活规律及自理程度，护理体检情况等。

3. 既往健康情况

既往健康情况包括既往病史、过敏史、传染病史、家族史等。

4. 心理状态

心理状态包括一般心理状态、对疾病与健康的认识、应激水平与应对能力、个性倾向性、性格特征等。

5. 社会方面

社会方面包括主要社会关系及密切程度、社会组织关系与支持程度、工作学习情况、经济状况与医疗条件等。

6. 护理体检

体检的主要项目包括身高、体重、生命体征、意识、瞳孔、皮肤、口腔黏膜、四肢活动度、营养状况等。

7. 辅助检查结果

查看护理对象各种检查结果报告，了解病情变化情况。

（三）来源

（1）护理对象　是资料的主要来源。

（2）与护理对象有关的人员　如亲属、朋友、同事等。

（3）其他医护人员　如医师、营养师、其他护理人员等。

（4）个人的医疗文件　如护理对象的病案记录及实验室检查报告等。

（5）参考资料　如有关医疗护理文献、教科书等。

（四）种类

1. 按资料的来源

（1）主观资料　即护理对象的主诉，包括对疾病的感觉、态度、愿望以及需要等，如恶心、眩晕、疼痛等为主观资料。

（2）客观资料　护理人员通过观察、体检以及借助医疗仪器检查所获得的资料。如护理对象的身高、体重、血压等资料。

2. 按资料的时间

（1）既往资料　指与护理对象过去的健康状况有关的资料。

（2）现时资料　指与护理对象现在发生疾病有关之状况。

（五）方法

1. 观察

护士运用自己的感官、知觉获取资料的方法。护士接触病人就意味着观察的开始。除了观察病人的症状、体征以及精神状态外，还须注意观察病人的心理反应及所处的环境状况，以便发现一些不明显的、潜在的护理问题。能否通过有效的观察，获得准确、真实的资料与每个护士的专业知识、临床经验和交往能力密切相关。

2. 交谈

通过与病人及其家属交谈，主要目的是有效地收集与护理对象健康相关的资料和信息，如病人的健康情况，获得有关病情、检查、治疗等信息，以及心理支持和社会支持系统资料。通过交谈也可以使护理对象获得有关病情、检查、治疗、康复的信息。在交谈中，护士应注意运用沟通技巧，关心体贴病人，与病人建立起相互信任的关系，为准确收集资料的重要条件。

3. 护理体格检查

通过护理体检收集病人有关身体状况的客观资料，了解病人的健康状况。

4. 查阅资料

包括查阅护理对象的门诊病历、各种医疗与护理记录以及有关书籍、资料等。

二、整理与分析资料

（一）分类

分类的方法较多，常用的是按需要层次论、健康形态、人类反应形态进行分类。

1. 按需要层次分类

（1）生理需要　如生命体征、饮食、活动等。

（2）安全需要　如对环境的陌生，对手术的恐惧。

（3）爱与归属的需要　如想念亲人，害怕孤独等。

（4）尊重需要　如因疾病导致自卑感等。

（5）自我实现的需要　如担心住院会影响工作、学习等。

2. 按健康形态分类

（1）健康感知与健康管理形态　如健康知识、健康行为等。

（2）营养代谢形态　如饮食、营养状态等。

（3）排泄形态　如排便、排尿、排汗情况。

（4）活动运动形态　如日常活动能力、活动量和活动方式等。

（5）睡眠休息形态　如每日睡眠、休息情况。

（6）认知与感知形态　如个人的舒适感、对疾病的认识、感知能力等。

（7）自我感受与自我概念形态　如个人的情感反应、对自己的认识。

（8）角色与关系形态　如家庭关系、邻里关系、同事关系、同学间关系的状态。

（9）应对与应激耐受形态　对一些变故如生病、丧亲等的反应状态。

（10）性与生殖形态　如月经、生育方面的情况。

（11）价值与信念形态　如宗教信仰、个人的理想、目标等。

3. 按人类反应形态分类

按照北美护理诊断协会（NANDA）将所有的护理诊断按9种形态进行分类,包括以下9类:

（1）交换　包括物质的交换、机体的代谢、正常的生理功能的维持。

（2）沟通　思想、信息和情感的传递。

（3）关系　人际关系、家庭关系。

（4）赋予价值　与价值观有关的认知。

（5）选择　面对压力源或多个方案作出决定。

（6）移动　躯体活动、自理情况等。

（7）感知　个人的感觉、对自我的看法。

（8）认知　对信息的理解。

（9）感觉/情感　受某事件影响后的意识、知觉、理解力、感觉。

（二）核实资料

核实资料即再次检查和检验所收集到的资料,以确定资料的准确性和真实性。方法如下。

1）全面检查收集的资料以免遗漏。

2）比较主观资料和客观资料。

3）确认病人的陈述。

4）肯定资料为病人症状和体征而非护士的推论。

5）再次检查可疑的不正常值。

6）确定影响准确测量的即时因素。

7）阅读文献资料。

（三）筛选

将所收集的全部资料加以选择,剔除对病人健康无意义或无关的部分,以利于集中注意于要解决的问题。

（四）记录

1）及时记录收集的资料。

2）主观资料的记录应尽量用病人自己的语言,并加上引号。

3）客观资料的记录要应用医学术语,描述要确切,能准确反映病人的问题,避免护理人员的主观判断和结论。

（五）分析

目的是发现护理对象的健康问题,作出护理诊断。可采取下列方法:与正常值作比较;与病人健康时状态作比较;注意并预测潜在性问题。

总之,护理评估是指有组织、有系统地收集资料并对资料的价值进行判断的过程。护理评估是护理程序非常重要的第一步,评估时收集的资料是否全面、准确,将直接影响到护理诊断和护理计划的准确性。

第三节 护 理 诊 断

护理诊断(nursing diagnosis)是护理程序的第二步,也是具有护理专业特色的一步。根据护士收集的资料,加以分析、整理确定护理问题的过程。

一、概念

护理诊断一词首先由弗吉尼亚·弗尔(Virginia Fry)在 1953 年的论著中提出,1973 年美国护士学会才正式将护理诊断纳入护理程序中,并开始在护理实践中使用护理诊断。北美护理诊断协会(NANDA)每 2 年召开一次会议,修订和增补一系列的护理诊断。

目前护理诊断的定义是北美护理诊断协会在 1990 年第 9 次会议上提出并通过的定义,即护理诊断是关于个人、家庭、社区对现存的或潜在的健康问题或生命过程反应的一种临床判断,是护士为达到预期结果选择护理措施的基础,这些预期结果是应由护士负责的。

二、组 成

护理诊断由诊断的名称、定义、诊断依据和相关因素 4 个部分组成。

(一) 名称

护理诊断是对护理对象健康问题的概括性描述。一般常用改变、减少、受损、缺陷、不足、无效或低效等特定描述语,如体液不足、自理缺陷等。

(二) 定义

护理诊断是对护理诊断名称内涵的清晰、正确的描述和解释,并以此与其他诊断相鉴别。如"营养失调定义为个体处于营养低于(或高于)机体的需要量的状态"。

(三) 诊断依据

诊断依据是作出该护理诊断的判断标准,诊断依据是病人被诊断时必须存在的相应的症状、体征以及有关病史资料。1986 年北美护理诊断协会(NANDA)将诊断依据依其重要性分为主要依据和次要依据两类,并规定主要依据是指 80%~100%的病人在确定此诊断时所存在的症状和体征或有关病史;次要依据是 50%~79%的病人在确定此诊断时所存在的症状、体征和检验结果。

(1) 主要依据 在确定某个诊断时所必须存在的症状、体征、病史、危险因素。是诊断成立的必要条件。

(2) 次要依据 在确定此诊断时多数情况下会出现的症状、体征、病史、检验结果,是诊断成立的辅助条件。

(四) 相关因素

相关因素是指影响个体健康状况,导致健康问题的直接因素、促发因素或危险因素。常见因素包括:病理生理方面的因素、治疗方面的因素、情境方面的因素、年龄方面的因素。

三、陈述

护理诊断的陈述包括 3 个要素，健康问题（P）；症状和体征（S）；原因（E），简称 PSE 公式。临床也常用 PE 或 SE 公式。

（1）健康问题（problem） 护理对象健康状况或健康问题的描述。

（2）症状或体征（symptoms or signs） 指护理对象表现出来的与健康问题有关的症状或体征。

（3）相关因素（etiology） 指与引发健康问题有关的生理、心理、社会、环境等因素。相关因素的陈述，常使用"与……有关"的方式。

例："营养失调（P）：肥胖（S），与进食过多有关（E）"。陈述护理诊断时可分为两部分：第一部分用简单、确切的术语说明病人的健康问题，问题后为冒号；第二部分是对引起问题的相关因素、症状和体征的描述，常用"与……有关"等词语连接。

（一）三段式陈述

三段式陈述包括健康问题（problem）、症状和体征（symptoms or signs）及相关因素（etiology），即 PSE 公式，常用于现存的护理诊断的陈述。例：

<u>体液过多</u>：<u>腹水、水肿</u>：<u>与肝功能减退、门静脉高压引起的水、钠潴留有关</u>。
　　P　　　　S　　　　　　　　　　　E

<u>意识障碍</u>：<u>昏迷</u>：<u>与有机磷毒物致中枢神经系统受累有关</u>。
　　P　　　S　　　　　　　　E

（二）二段式陈述

二段式陈述包括健康问题及相关因素，或症状和体征及相关因素，即 PE 或 SE 公式，常用于有危险的护理诊断的陈述或三段式护理诊断的简化。例：

<u>有体液不足的危险</u>：<u>与呕吐、禁食、出血有关</u>。
　　　　P　　　　　　　　E

<u>胸痛</u>：<u>与心肌缺血、缺氧有关</u>。
　S　　　　E

（三）一段式陈述

只说明健康问题，即 P 方式，常用于与增进健康有关的护理问题的陈述。例：
<u>婴幼儿有行为能力增强的潜力</u>。
　　　　　　P

<u>有提高健康水平的意愿</u>。
　　　　P

目前我国尚无统一的护理诊断名称，现在主要参考北美护理诊断协会制定的护理诊断条目（见附录一）。

四、类 型

（一）现存的

现存的指护理对象目前正感到不适或存在的反应，如"焦虑、清理呼吸道无效"，常用 PSE 公式陈述。

（二）有危险的

有危险的指护理对象目前尚未发生，但因为有危险因素存在，若不加以预防处理，就一定会发生的问题，如"有感染的危险"。常用 PE 公式陈述。

（三）可能的

可能的指有可疑因素存在，但尚无足够依据确认的问题需要进一步收集资料。常用 PE 公式陈述。

（四）健康的

与维护健康状态有关的指对个人、家庭或社区人群具有潜力增加或提高健康水平的临床判断，护理对象表示希望保持或增进的，如"执行治疗方案有效""健康锻炼有效"。

（五）综合的

综合的是由某特定的情境或事件而引起的一组现存的或危险的护理诊断。

五、护理诊断与合作性问题

合作性问题是指由于各种原因造成的或可能造成的生理上的并发症，是需要护理人员进行监测并与其他医务人员共同处理以减少发生的问题。在陈述时，常冠以"潜在并发症（potential complication，PC)"。例如，"潜在并发症：出血性休克"应注意的是只有护理不能预防和独立处理的并发症才是合作性问题。

确定的护理诊断应该是护士能够独立作出一定的处理以达到预期结果的健康问题。因此，严格地说合作性问题不属于护理诊断的范畴。而对于合作性问题，护理的重点在于监测其发生和情况的变化，护士需与其他医务人员合作共同处理的。

六、护理诊断与医疗诊断的区别

医疗诊断是用一个名称说明一种疾病或病理变化引起的症状、体征，以指导治疗。护理诊断是叙述病人由于病理状态所导致的包括生理、心理、社会等方面的行为反应，以指导护理。明确护理诊断和医疗诊断的区别十分重要，将关系到如何去区分医疗和护理两个专业及确定各自的工作范畴。两者区别见表 10-1。

表 10-1　护理诊断和医疗诊断的区别

	护 理 诊 断	医 疗 诊 断
研究重点	对人类健康问题生命过程反应作出判断	对健康和疾病的本质作出判断
诊断数目	较多，随着病人的病情改变而不断变化	较少，在疾病发展过程中相对稳定
处理方法	通过护理措施解决	医生采取药物、手术等医疗方法解决
对象	个人、家庭、社区	个体
决策者	护理人员	医疗人员

七、书写护理诊断的注意事项

1）使用统一的护理诊断名称，所列护理诊断应简明、准确、规范。

2）体现整体护理的观念，护理诊断应包括生理、心理、社会等各方面。

3）明确护理诊断的相关因素，危险的护理诊断应列出危险因素，指明护理活动的方向，有利于制定护理措施。

4）一项护理诊断只针对一个护理问题。

5）护理诊断应避免与护理目标、措施、医疗诊断相混淆。

6）所列诊断应是护理职责范畴内的、应用护理的手段能够予以解决或部分解决的健康问题。

7）有关"知识缺乏"诊断的陈述，应为"知识缺乏：缺乏……方面的知识"。

8）护理诊断的描述应避免使用可能引起法律纠纷的语句。

第四节　护理计划

护理计划（nursing planning）是护士依据确定的护理诊断制订具体的护理措施的过程，即具体决策过程。护理计划是对病人实施护理的行动指南。它以护理诊断为依据，以使护理对象尽快地恢复健康为目标。

一、排列护理诊断顺序

将所作出的护理诊断按轻、重、缓、急确定先后顺序，以保证护理工作高效、有序地进行。

（一）排列顺序

1．首优问题

首优问题（high-priority problem）指威胁病人生命，需立即解决的问题。例如，昏迷的病人存在"清理呼吸道无效"的问题，应首先解决。

2．中优问题

中优问题（medium-priority problem）指虽然不直接威胁病人的生命，但给其精神上或躯体上带来极大的痛苦，严重影响其健康的问题。如感染的病人存在"体温过高"的问题；创伤的病人存在"疼痛的问题"等。

3．次优问题

次优问题（low-priority problem）指人们在应对发展和生活中变化时所产生的问题。这些问题往往不是很急迫或需要较少帮助即可解决。例如，疾病急性期的病人可能伴有"营养失调：高于机体的需要量"等问题。

（二）排序原则

1）优先解决危及生命的问题。

2）按需要层次理论先解决低层次需要问题，后解决高层次需要问题，根据具体情况适当调整。

3）在与治疗、护理原则无冲突的情况下，病人主观上迫切需要解决的问题可优先解决。

4）优先处理现存的问题。有危险的问题，根据性质决定其序列。

二、确定护理目标

护理目标也称为预期目标是针对护理诊断而提出的，期望护理对象在接受护理照顾后达到的健康状态或行为的改变，也是评价护理效果的标准。

（一）目标分类

护理目标可分为短期目标和长期目标两类。短期目标指在相对较短的时间（一般指一周内）内可达到的目标。长期目标指需要相对较长时间才能实现的目标（通常需要几周或几个月）。长期目标常需通过若干个短期目标才能逐步实现。

（二）陈述方式

护理目标的陈述公式为：主语＋谓语＋行为标准＋时间、条件状语。

1. 主语
主语指护理对象或他的任何一部分。在目标陈述中可省略。

2. 谓语
谓语指护理对象将要完成的行为动作。

3. 行为标准
行为标准指护理对象完成该行为动作所要达到的程度，包括速度、距离、次数等。

4. 时间状语
时间状语指护理对象完成该行为动作所需的时间。

5. 条件状语
条件状语指护理对象完成该行为动作所必须具备的条件状况，并非所有目标陈述都包括此项。
举例：8小时内（时间状语）病人（主语）能自行（条件状语）排尿（谓语）200 ml（行为标准）。

（三）陈述要求

1）应是护理活动的结果，即应以护理对象为中心，而非护理活动本身。

2）应具有明确针对性，即针对来自护理诊断的具体问题，但一个护理诊断可有多个目标。

3）必须切实可行，属于护理工作范畴。

4）应与医疗活动的目标协调一致。

5）必须具体、可观察、可测量。

6）潜在并发症的目标采用：并发症及时发现并得到及时处理。

三、选择护理措施

护理措施是护士协助病人实现护理目标的具体方法与手段，规定了解决健康问题的护理活动方式与步骤，也可称为护嘱（nursing order），是护士针对护理问题及其相关因素，结合护理对象的具体情况，运用自己的专业知识、临床经验作出决策的过程。

（一）护理措施的类型

护理措施可分为3类：依赖性护理措施、独立性护理措施和协作性护理措施。依赖性护理措施是指护士遵医嘱执行的措施。独立性护理措施是指护士根据所收集的资料，独立思考、判断后作出的决策。协作性护理措施是指护士与其他医务人员合作完成的护理活动。

（二）护理措施的内容

护理措施的内容主要包括病情观察、基础护理、检查及手术前后护理、心理护理、功能锻炼、健康教育、执行医嘱、症状护理等。

（三）制定护理措施的要求

1）措施应与医疗工作协调一致，与其他医护人员相互配合。

2）针对护理目标，一个护理目标可通过几项护理措施来实现，按主次、承启关系排列。

3）护理措施必须明确具体切实可行，不仅考虑到病人的年龄、身体条件、病情等具体情况，还要考虑到护理人员的数量、专业水平及设施条件等。

4）护理措施应保证病人安全，使病人乐于接受。

5）护理措施必须具有一定的理论依据。

四、构成护理计划

护理计划是将护理诊断、目标、措施等各种信息按一定规格组合而形成的护理文件。

护理计划一般都制成表格形式。各医院的规格不完全相同，一般包括日期、护理诊断、预期目标、护理措施、效果评价几项内容（表10-2）。

表10-2　护理计划单

开始日期	护理诊断	护理目标	护理措施	效果评价	停止日期	签名
9月6日	营养失调：高于机体需要量：肥胖，与摄入量过多有关	1）1周内体重下降0.5～1 kg	1）控制每日摄入量在6.8 MJ内。 2）鼓励户外散步，每日至少0.5小时。 3）进行1次合理饮食的健康的教育	体重下体0.5 kg	9月12日	×××
		2）2周内会制定低脂食谱	1）指导病人制定食谱，每日一次。 2）教会病人区分高脂和低脂食物	能独立制定低脂食谱	9月20日	×××

护理计划应体现个体差异性，保证病人得到高质量的个性化护理，一份护理计划只对一个病人的护理活动起指导作用。护理计划还应具有动态发展性，随着病人病情的变化、护理效果的优劣而补充调整。

第五节　护理实施

护理实施(nursing implementation)是将护理计划付诸行动,实现护理目标的过程。包括各种护理活动,以解决护理问题,记录护理活动的结果及病人反应。实施由计划者执行或指定他人执行,病人积极参与。实施过程的要点是使护理行为个体化、安全化。从理论上讲,实施是在护理计划制定之后,但在实际工作中,特别是抢救危重病人时,实施常先于计划之前。

一、实施的内容

1) 将计划内的护理措施进行分配、执行。
2) 解答病人及家属咨询的问题,进行健康教育,指导他们共同参与护理计划的实施。
3) 及时评价护理实施的质量、效果,观察病情变化,处理突发急症。
4) 继续收集病人的资料,及时、准确完成护理记录,不断补充、修正护理计划。
5) 与其他医护人员保持良好、有效地合作关系.尽可能提高护理工作效率。

二、实施方法

1) 分管护士直接为护理对象提供护理。
2) 与其他医护人员合作。
3) 教育护理对象及其家属共同参与护理活动。应注意了解病人及其家属的年龄、职业、文化程度和对改变目前状况的信心与态度,了解病人目前的健康状态和能力,掌握教育的内容与范围,采用适当的方法和通俗的语言,以取得良好效果。

三、实施步骤

1. 准备
准备工作包括进一步评估病人、审阅计划,分析实施计划所需要的护理知识与技术,预测可能会发生的并发症及预防措施,安排实施计划的人力、物力与时间。

2. 执行
在执行护理计划过程中,护理人员运用专业知识技能、观察能力、沟通技巧、合作和应变能力来解决护理对象的健康问题,同时要充分发挥病人及家属的积极性,与其他医护人员相互协调配合,熟练运用各项护理技术操作,并且密切观察执行计划后病人的反应及有无新的问题发生,及时收集资料,迅速、正确处理一些新的健康问题。

3. 记录
实施各项护理措施后,应及时、准确进行记录,亦称护理病程记录或护理记录。

四、护理记录

(一) 记录目的

1) 便于其他医护人员了解病人的健康问题及其进展情况。

2）作为护理工作效果与质量检查的评价依据。

3）为护理科研提供资料、数据。

4）处理医疗纠纷时提供依据。

（二）记录内容

护理记录的主要内容：病人接受护理照顾期间的情况及其全部反应。包括病人的健康问题及所采取的护理措施，实施护理措施后病人和家属的反应及护士观察到的效果，病人出现的新的健康问题与病情变化，所采取的临时性治疗、护理措施，病人身心需要及其满足情况。

（三）记录格式

1. PIO 格式

PIO 格式（表 10－3）即 P（problem）护理问题、I（intervention）护理措施、O（outcome）结果。可简化为重点记录 P、O 的格式。

表 10－3　护理记录（PIO 格式）

姓名_____床号_____科别_____病室_____住院号

日　期	时间	护理记录（PIO）	签名
9 月 10 日	8：00	P：体温过高（39℃）：与肺部感染有关。 I：①乙醇擦浴；②头枕冰袋	
	10：00	O：体温降至 38℃	×××

2. SOAPE 格式

（1）S 主观资料（subjectve data）　即病人的感觉、主诉，如头痛、乏力等。

（2）O 客观资料（objective data）　即护士观察、检查的结果，如生命体征、化验报告等。

（3）A 评估（assessment）　指护士对上述资料的分析、解释及对问题的判断。

（4）P 计划（plan）　指护士为解决病人的问题所采取的措施。

（5）E 评价（evaluation）　即采取护理措施后的效果。

第六节　护 理 评 价

护理评价（nursing evaluation）是将实施护理计划后通过测量或评估所得到的病人健康状况的信息与预定的护理目标逐一对照，按评价标准对护士执行护理程序的效果、质量作出评定的过程，是护理程序的第五阶段。评价贯穿于护理程序的全过程，评价的核心内容是护理对象的行为和身心健康的改善情况。

一、评价方式

1. 持续性及时评价

持续性及时评价是指实施护理措施的同时，检查和评估护理对象的反应和健康状况的变化，一般由执行护士自我评价。

2. 总结性评价

总结性评价是指按照护理目标所设定的期限,将护理对象现在的健康状况与护理目标进行比较,一般在进行3阶段的工作后,护理对象出院、转科、死亡后的总结评价,可以由护士长、护理教师、同级护士参与的定期查房、检查评定完成。

二、评价内容

1. 护理过程的评价

检查护士进行护理活动的行为过程是否符合要求。如护理操作的过程、护理病案的质量、护理措施实施情况等。

2. 护理效果的评价

这是评价中最重要的部分,核心内容是评价护理对象的行为和身心健康状况的改善是否达到预期结果或目标。

三、评价步骤

1. 收集资料

收集资料,列出执行护理措施后病人的反应。

2. 判断效果

将病人的反应与护理目标进行比较,衡量目标实现情况。目标实现的程度分为:目标完全实现、目标部分实现、目标未实现。

3. 分析原因

对目标部分实现和目标未实现的原因进行分析、探讨。如:收集的资料是否真实? 护理诊断是否正确? 护理目标是否切实可行? 护理措施是否恰当? 措施是否已执行?

4. 修订计划

对已实现的护理目标与解决的问题,停止原有的护理措施。对继续存在的健康问题,修正不适当的诊断、目标或措施。对出现的新问题,在再收集资料的基础上作出新的诊断和制订新的目标与措施,进行新一循环的护理活动,直至最终达到护理对象的最佳健康状态。

第七节 护 理 病 案

在应用护理程序解决病人健康问题的过程中,有关病人的资料,均应以书面记录,构成护理病案。目前,各医院、各病区护理病案的格式不断进行改进,力求做到简单化、规范化、标准化,能及时、准确、全面反映病人情况,基本包括以下内容。

一、病人入院护理评估单

病人入院护理评估单(表10-4)主要包括病人的一般情况、简要病史、护理体检、生活状况及自理程度、心理、社会方面状态等。

护理学导论（第2版）

HULIXUE DAOLUN

表 10－4　病人入院护理评估表

姓名_____　性别：□男　□女　年龄_____

床号_____　住院号_____　科室_____

民族_____　职业_____　文化程度_____　入院诊断_____

入院日期、时间_____

患者入院方式：□步行　□扶行　□轮椅　□平车　□其他_____

体温____℃　脉搏____次/分　呼吸____次/分　血压___/___mmHg　体重___kg

意识：□清醒　□嗜睡　□意识模糊　□昏睡　□浅昏迷　□深昏迷

瞳孔：左_____mm　对光反射　□敏感　□迟钝　□消失；

　　　右_____mm　对光反射　□敏感　□迟钝　□消失

面部表情：□正常　□淡漠　□急性面容　□慢性病面容

既往史：□无　□有/_____　药物过敏史：□无　□有/_____

过敏的物质：□无　□有(□碘酊　□酒精　□海鲜　□其他_____)

饮酒史：□无　□偶尔　□经常/_____两/日　持续_____年

吸烟史：□无　□偶尔　□经常/_____支/日　持续_____年

饮食：□正常　□异常(□流质　□半流质　□禁食　□鼻饲)

嗜好：□无　□甜食　□咸食　□其他

营养：□正常　□中等　□恶病质

口腔黏膜：□完整　□破损　□活动性出血　□其他_____

食欲：□正常　□增加　□减低　□厌食　□恶心　□吞咽困难　□其他_____

睡眠：□正常　□难以入睡　□多梦易醒　□其他_____

辅助睡眠：□无　□有(药物_____)

自理程度：□自理　□需协助(□进食　□洗漱　□排泄)　□完全依赖

活动：□自如　□受限　　体位：□自动体位　□强迫体位(□坐位　□半卧位　□其他_____)

跌倒/坠床风险评估：跌倒/坠床高危　□否　□是　评分_____分

压疮发生风险评估：压疮高危　□否　□是　Braden 评分_____分

皮肤：□完好　□异常_____　□压疮_____cm×_____cm　分期_____

排尿：□正常　□潴留　□失禁　□尿频　□尿急　□少尿　□留置导尿管

排便：□正常　□便秘_____天/次　□腹泻_____次/天　□失禁　□造口(部位_____)

患者对疾病的认识：□认识　□部分认识　□不理解　□不能正视　□隐瞒

照顾者对疾病的认识：□明白　□基本了解　□一知半解　□不了解

入院宣教：□已完成　□未完成　方法：□讲解　□示范　□视频　□资料

宣教对象：□患者　□配偶　□儿子　□女儿　□父亲　□母亲　□朋友

接受能力：□能接受　□不能接受(□文化差异　□教育水平低　□语言障碍　□听力障碍)

评估护士_____

年　　月　　日　　时

二、护理计划单

　　根据病人入院护理评估,再根据先后主次顺序将病人的护理诊断列于计划单,并制订相应的护理目标、措施。出现新的护理诊断时,应及时制订相应护理计划并做好记录(表10-5)。

表 10-5　护理计划单

姓名_____　科别_____　病区_____　床号_____　住院号_____

开始日期	护理诊断	护理目标	护理措施	效果评价	停止日期	签名

三、健康教育计划单

在评估病人、制定护理计划的同时制定一个相应的病人健康教育计划,把病人的健康教育渗透到护理全过程中。如入院指导、健康知识指导、用药指导等(表10-6)。

表 10-6　健康教育计划单

姓名_____　科别_____　病区_____　床号_____　住院号_____

日期	内容	方式	对象	签名	效果评价					签名
					优	良	一般	差	评价日期	

四、护理记录单

护理记录单是护士运用护理程序的方法,为病人解决问题的记录。护理记录单记载病人的护理诊断、护士针对病人的健康问题实施的护理措施和执行措施后病人是否达到预期目标。如果问题没有解决,需要分析原因,以便及时调整,修改措施(表10-7)。

表 10-7　护理记录单

姓名_____　科别_____　病区_____　床号_____　住院号_____

日期	时间	护理记录(PTO)	护士签名

五、病人出院护理评估单

1. 健康教育的内容

制定标准健康教育计划，与病人一起讨论有益的卫生习惯，提出出院后在饮食、服药、休息、功能锻炼和定期复查等方面的注意事项。

2. 护理小结

病人住院期间，护士按护理程序对其进行护理活动的概括记录。

3. 评价

由护士长全面评价，包括病人的评价和护理过程的评价。

表10－8　出院护理评估单

姓名_____　科别_____　病区_____　床号_____　住院号_____

一、一般资料：入院日期_____　出院日期_____　手术名称_____　住院天数_____

二、护理措施：入院介绍□　心理护理□　卫生宣传□　生活护理□　重病护理□

功能训练□　康复饮食指导□　其他_____

三、信息反馈：并发症：无□　有□（出血、感染、切口裂开、功能障碍）其他_____

护理缺陷：无□　有□（心理障碍、坠床、烫伤、压疮）其他_____

处理经过：_____

出院状况：痊愈□　好转□　未愈□　自动出院□　死亡□

四、护理小结：_____

_____

五、护理结果：满意□　一般□　不满意□　表现（锦旗□　书面/口头表扬□　投诉□）

出院指导

姓名_____　科别_____　病区_____　床号_____　住院号_____

一、按时定量服药：（1）按医嘱服药□　　（2）特殊用药指导：_____

二、定期复查：1周□　2周□　1个月□　3个月□　半年□　其他_____

如有不适，随时就诊。具体表现：_____

_____

三、饮食指导：

1. 普通饮食

2. 半流饮食：5～6餐/天；隔断至3小时一餐；以粥、面条、饼干、馒头为主食

3. 四高饮食：高蛋白、高糖类、高维生素、高脂肪

4. 三高一低：高蛋白、高糖类、高维生素、低脂肪

5. 清淡饮食：低脂肪、低胆固醇、高糖、高维生素

6. 少食多餐：5～7餐/天，1～2两/餐，质软易消化，以鲜奶、蛋、鱼、肉、豆浆为主

7. 糖尿病饮食：控制饮食加强体育锻炼,进食丰富纤维素食物

8. 避免刺激性食物：烟、酒、咖啡、浓茶、咖喱、醋、辛辣、粗梗、煎炒食物

四、卫生宣教：

1. 注意休息,劳逸结合：全休(1周□、2周□、1月□、2月□、3月□、半年□),避免体力劳动,参加适当的体育活动,如散步、打太极拳、气功等。

2. 预防感冒;注意保暖,恢复期少到公共场合。

3. 保持心情舒畅,听轻音乐、读书、看报。

4. 专科知识宣教＿＿＿＿＿＿＿＿＿＿＿＿＿＿＿＿＿＿＿＿＿＿＿＿＿＿＿＿

护士签名：＿＿＿＿＿　＿＿年＿＿月＿＿日　　护士长签名：＿＿＿＿＿　＿＿年＿＿月＿＿日

▌▌▌▌● 本章小结 ●▌▌▌▌

护理程序是以促进和恢复护理对象的健康为目标所进行的一系列有目的、有计划的护理活动。护理程序包括 5 个基本步骤,即护理评估、护理诊断、护理计划、护理实施和护理评价。在护理评估阶段包括收集资料的目的、资料的来源、种类、内容和方法;把估计中的各种资料进行分析与解释,由此得出关于病人需要的问题;护理诊断是关于个人、家庭或社区对现存的或潜在的健康问题以及生命过程的反应的一种临床判断,是制定护理计划的依据。护理计划是采取各种措施来预防、减轻或解决护理诊断中提出的各项问题的阶段,计划是护理行为的指南。在护理实施阶段按计划将各项措施落实于护理活动中的过程,并需要继续收集护理对象变化的资料;护理评价是护理程序中的最后一步,这是考核病人的进步以及完成目标的程度,护士有时需要根据病人的进步情况重新收集资料,改进措施及修订计划。

护理程序虽然在文字上分为 5 个明确的阶段,但它们是不可分割的,各环境的功能作用相互关联,达到一个共同目标,即增进或恢复护理对象的健康。

▌▌▌▌● 思考题 ●▌▌▌▌

1. 护理程序的概念及理论基础是什么?

2. 护理程序的步骤及内容有哪些?

3. 护理资料的种类及收集方法有哪些?

4. 试述护理诊断及其组成?

5. 护理诊断与医疗诊断的区别是什么?

6. 书写护理诊断应注意什么问题?

7. 何谓护理目标,建立护理目标应遵循哪些原则?

8. 何谓护理措施,护理措施的特点与组成是什么?

9. 何谓护理评价,如何进行?

10. 病例分析:病人,女性,36岁,中学教师,淋雨后3天出现高热寒战伴咳嗽,痰液为白色黏痰咳出费力。近2天咳嗽后出现胸痛并有呼吸困难。查体:T 39.8度,P 90次/分,R 24次/分,面色潮红,呼吸费力,鼻翼翕动,口唇轻度发绀,口周单纯疱疹,病人自述长时间未咳出痰液,胸痛难忍。听诊右上胸语颤增强,闻及湿性啰音和病理性支气管呼吸音。白细胞 $12 \times 10^9/L$,中性粒细胞为0.80,X线检查显示肺叶,段分布的炎性实变阴影。以肺炎球菌肺炎收入院。目前用青霉素抗感染及对症治疗。

A. 提出护理诊断并排列顺序。

B. 提出护理目标。

C. 针对护理目标提出护理措施。

（王扣英）

第十一章
护理思维方式和临床护理决策

学习目标

掌握 评判性思维概念。

掌握 评判性思维在护理中的应用。

掌握 临床护理决策的定义。

理解 评判性思维的组成、特点、层次和标准。

理解 护理评判性思维能力测量。

理解 评判性思维和创造性思维的关系。

理解 临床护理决策的类型、模式、步骤和影响因素。

理解 临床护理决策与循证护理的关系。

了解 思维、科学思维、发展临床护理决策能力的策略。

为了能成为善于思考、勇于探索、敢于创新的护理人才,就必须要掌握科学的思维方式,自觉遵循科学思维规律,及时发现和纠正思维中的错误,使思维更趋科学、准确,达到概念明确,判断准确,推理逻辑,论证有说服力。学习评判性思维和临床护理决策的相关知识和技巧,能够帮助护理人员对各种护理问题进行有目的及有意义的判断、反思、推理及决策,有效地解决护理实践中的问题,提高护理服务质量,促进护理专业向科学化的方向发展。

第一节 科 学 思 维

护理学科正处在不断发展的过程中,其中影响护理学科发展的一个重要因素是对护理学科持什么样的思维方式。用科学思维方式对待护理学科的发展,把护理学作为人类科学体系中的一门独立学科加以研究、探讨,从而促进护理学与其他科学发展同步。学习思维的基础知识,对进一步开发护理人员的思维能力,在实践过程中有效应用科学思维方法解决实践问题有重要的意义。

一、概念

1. 思维
思维是人脑对客观事物间接的、概括的反映,是借助语言实现的、能揭示事物本质特征及内

135

部规律的理性认识活动，属于认知过程的高级阶段。具体来讲，思维是人脑在感知的基础上，对所有获得的信息进行比较、分析、抽象、判断、推理的认识活动。

在护理工作中，护理人员通过反复的病情观察，得到对护理对象症状的感觉、知觉、印象，同时也获得了丰富的感性认识，然后通过头脑对感性认识进行思考、分析、综合、比较、分类、抽象和概括，得到对认识过程的突变，产生了病情的概念，这就是思维过程。

2. 科学思维

科学思维是人类智力系统的核心，是人类在学习、认识、操作和其他活动中所表现出来的理解、分析、比较、综合、概括、抽象、推理、讨论等所组成的综合思维。科学思维是人类对以往认识的过程和规律的总结，是对认识经验程序化和规范化的具体表现。

二、特征和品质

1. 思维的特征

（1）物质属性　人要进行思维，就必须具备思维的物质基础，即大脑这一思维器官，所以思维具有物质属性。当大脑发育不健全或大脑有疾病时个体常不能进行正常的思维。

（2）概括性　是思维最显著的特性，思维之所以能揭示事物的本质和内在规律性，主要来自抽象和概括的过程，即思维是概括的反映。如不同组织部位的炎症表现各异，但都具备共有的病理改变：红、肿、热、痛、功能障碍。

（3）间接性　思维的间接性是指人们借助于其他事物或已有的知识经验对客观事物进行间接的认知。例如，护理人员观察到病人呼吸浅快、呼气延长、发绀，可间接地判断病人存在呼吸困难。临床上护理人员对病人的判断主要依靠的是思维的间接性。

（4）逻辑性　思维具有逻辑性的特征，是一种抽象的理性认识，思维过程有一定的形式、方法，并按一定的程序进行，即运用概念、判断、推理、论证的过程。

2. 思维的品质

（1）思维的灵活性　指思维活动的智力灵活程度。表现在思维起点灵活，能够从多种角度、方向、方面，能用不同方法来解决问题；思维过程灵活，从分析到综合，从综合到分析，全面而灵活地作"综合地分析"；善于组合分析，收缩性大；概括-迁移能力强，运用规律的自觉性高；思维的结果往往是多种合理而灵活的结论。

（2）思维的深刻性　表现为善于深入地思考问题，抓住事物的本质和规律，预见事物的发展过程。

（3）思维的敏捷性　指在处理问题和解决问题的过程中，能够适应突发事件积极地思维，周密地考虑，准确地判断和快速地得出结论。

（4）思维的独创性　是人类思维的高级形态，也是智力的高级表现，在出现新的异常情况或困难时能采取对策，独特新颖地解决问题的过程中表现出来的智力品质。任何创造、发明、革新、发现等实践活动，总是与思维的独创性联系在一起。

（5）思维的评判性　是思维活动中能严格地估计思维材料和精细地检查思维过程的智力品质，持评判性思维者具备质疑品质，主要体现在思维的分析性、策略性、全面性、独立性和正确性方面。

三、形式和方法

1. 科学思维的形式

（1）逻辑思维　是在感性认识的基础上，通过运用概念、判断、推理、论证等形式对客观事物间接、概括的反映过程,它是科学思维最普通、最基本的形式,包括形式逻辑思维和辩证逻辑思维两种形式。形式逻辑思维(普通逻辑思维)是逻辑思维的初级阶段,是以相对静止和质的稳定性方面去反映事物,从思维形式、结构方面研究概念、判断、推理、论证及其思维规律。辩证逻辑思维是思维发展的高级阶段,更趋灵活性和具体性的特点。辩证思维的判断是因为它能具体反映事物内部矛盾和矛盾运动;辩证思维的论证建立在以对事物矛盾的具体分析为充分论据的基础上。

(2) 非逻辑思维　包括形象思维和直觉思维。形象思维是指反映客观的具体形象或姿态的感性认识基础上,通过意向、联想和想象来揭示对象的本质及其规律的思维形式。它可以直观地、形象地揭示对象的本质规律,使一些高度抽象的理论变得较易理解。直觉思维是指不受某种固定的逻辑、规则约束,而直接领悟事物本质的一种思维形式。直觉思维有时还伴随被称为"灵感"的特殊心理体验和心理过程。这种奇迹般的灵感常使科学上的许多重大难题立刻得到解决,如牛顿看到苹果落地提出了地球万有引力定律。

(3) 创造性思维　从广义和狭义上解释,从广义上讲是指在创造过程中发挥作用的一切形式思维活动的总称,从狭义上讲是指提出创新思想的思维活动。按照科学思维的类型,狭义的创造性思维可以分为以逻辑思维为主的创造性思维和以非逻辑思维为主的创造性思维。一个完整的创造性思维必须是逻辑方法和非逻辑方法的辩证统一和综合应用,创造性思维又是发散思维和聚合思维的优化组合。发散思维是创造性思维的基本成分之一,也称辐散思维或求异思维,是指人们在思维过程中,不受任何拘束限制,充分发挥探索性和想象力,从现有的信息扩展,探寻解决问题的各种途径和要领。只有当问题存在着多种答案可能性时,才会发散思维。聚合思维是指在解决问题的过程中,尽量聚集与问题有关的信息,进行重新组织和推理,从而求得唯一正确答案的收敛式思维方式。发散思维和聚合思维的优化组合是一切创造性思维过程的共同特性。

(4) 数理思维　是指以数学为工具,用数学语言表达事物的状态、关系和过程,经推导、演算和分析以形成解释、判断和预言的思维方式。数学模型在实践中较多应用的有确定型数学模型、随机型数学模型、突变型数学模型和模糊型数学模型四种类型。

(5) 评判性思维　是指能够正确鉴别错误的理论、观念、思想和方法等的思维能力。护理人员在临床实践中经常用到的评判性思维,帮助护士判断选择正确的信息,作出有利于服务对象的决策。

2. 科学思维的方法

(1) 观察法　是科学思维过程中最常用、最基本的方法。观察的任务是长期、系统、全面地考察现象、记录事实、揭露矛盾,从观察到事物的外部行为和事实寻求内在的变化规律,为科学思维提供依据。

(2) 归纳和演绎法　归纳是从个别或特殊的知识中概括出一般性原则、规律、原理的思维方法,如护理工作中的护理常规。演绎是从一般性知识引出关于特殊或个别性知识的思维方法,如用外科护理常规引出对某一位具体病人的护理方法。

(3) 分析和综合法　分析是把客观对象分解为各个部分、单元、环节及要素,进而认识各部分在整体中的地位和作用的思维方法。综合是在分析的基础上,把客观对象的各个部分有机地结合成整体来认识整体性质的思维方法。

第二节　评判性思维

评判性思维又称为批判性思维，是一种普遍的基本的思维活动，在各学科领域和社会文化领域有不同的表现形式。由于护理对象各异，护理环境复杂，护理人员须综合运用所掌握的知识，对复杂临床现象进行合理质疑、独立思考，对临床问题进行评判性地评估、分析、综合、推理、判断，才能作出很好的决策，正确、有效地解决所面临的各种问题，如能及时发现并纠正错误的医嘱，辨别护理对象异常的行为等要求护理人员必须具备相应的评判性思维能力。

一、概念

评判性思维是指个体在复杂情景中，能灵活地应用已有的知识和经验对问题的解决方法进行选择，在反思的基础上加以分析、推理，作出合理的判断，在面临各种复杂问题及各种选择的时候，能够正确进行取舍。评判性思维可以帮助人们判断选择正确的信息。从护理的角度来看，评判性思维是对临床复杂护理问题所进行的有目的、有意义的自我调控性的判断、反思、推理及决策过程。

评判性思维的内涵包括：①首先是一种理性思维；②评判性思维过程是一个完整体系；③反思和推理是评判性思维的实质过程；④决策是护理评判性思维的基本目的；⑤护理程序是评判性思维的应用工具。

总之，护理评判性思维是对护理理论和临床决策的有目的、有意识的反思和推理过程。评判性思维能力是当代护士应具备的核心能力之一。

二、特点

1. 质疑、反思的过程

评判性思维通过不断提出问题而产生新观点。在此过程中，评判性思维者始终注意反思自己或他人的思维过程是否合理，客观判断相关证据，坚持正确方案，纠正错误选择，最终得出正确的结论。

2. 主动思考的过程

评判性思维要求对外界的信息和刺激、他人的观点或"权威"的说法进行主动的思考，并积极地运用知识和技能作出分析判断。

3. 审慎开放的过程

运用评判性思维解决问题，须审慎广泛地收集资料，分析问题发生的原因和证据，经过理性思考，得出合理的结论。

三、标准

评判性思维的标准包括智力标准和专业标准。

1. 智力标准

智力标准是指评判性思维应该具有的智力特点，评判性思维通用的智力标准包括 14 项内容，即清晰、准确、详尽、正确、相关、可靠、一致、合理、深入、概括、完整、有意义、适当和公正的特点。护士面对临床情境，需要解决护理对象问题时，应运用以上标准进行临床护理决策。

2．专业标准

专业标准包括护理判断的伦理标准、评价标准及专业职责标准。

（1）伦理标准 在护理实践中，伦理标准通常反映在护理人员所展示的关怀、尽责和人道三个方面。护士每天都要面临和护理相关的纷乱的、不确定的伦理问题和困惑，学会关注病人的价值观和信念可帮助护理人员做出公正、符合病人意愿和有利病人健康的决策。因此，护理人员在评判性思维过程中要有意识地明确自己的信念及价值观，并了解服务对象、家属、同事对临床具体问题的不同观点，在专业价值观及伦理要求指导下，作出公正、符合服务对象意愿并有利于服务对象健康的护理决策。

（2）评价标准 护士在运用评判性思维作出临床决策时还要用到评价标准，即以护理标准为基准，并被护理专业文献所认可。评价标准可分为对有关临床现象的正确识别标准；对药物治疗过程中相关现象的正确识别标准和对服务对象健康教育效果进行有效识别的标准。

（3）专业责任标准 是指明确护理人员在提供护理服务中承担的责任和义务，主要来源于4个方面：国家的相关指导方针、专业组织的实践标准、专业学会制定的实践指南以及护理实践中明确规定要达到的标准。

四、在护理中的应用

（一）评判性思维在护理教学中的应用

护理评判性思维应用在护理教学过程中，教师应注意在发挥自身主导作用的同时，充分发挥学生在教育过程中的主体地位，给学生充分的自主权和选择权，使学生明确自己的学习需要，并参与到评价学习过程中。在课堂教学过程中创造平等民主的师生关系，鼓励学生积极参与、思考、质疑、争论，敢于大胆提出自己的独立见解，从而创造有利于培养学生评判性思维的教学环境。教师在授课过程中将评判性思维的培养融入常规教育之中，在教授专科内容的同时教授思考策略，促进学生将所学的专科知识应用到专业实践。单纯传授知识教学与融合护理评判性思维教学的区别见表11-1。

表11-1 单纯传授知识与融合护理评判性思维教学的区别

	单纯传授知识的教学	融合护理评判性思维的教学
教师的作用	向学生以传递信息为主	鼓励和引导学生进行有益的探讨、质疑
学生的行为	接受、存储信息并付诸行动	主动质疑、探寻、评价获得的信息
师生关系	教师是知识的主动传授者，学生是被动的接受者，呈主动-被动关系	教师是学习者，与学生一起探讨问题，呈平等、协作关系
教学方法	讲授、灌输、教条式教学	讨论、探索、引导式教学
教学特点	学生被动听讲	学生主动学习、独立判断和选择
知识	理解、记忆知识	对知识及技能进行质疑、探究、推断

（二）评判性思维在护理临床实践中的应用

护理人员在临床护理实践工作中，应在不同的环境、场合中综合运用评判性思维，常见的情境有3种。

1. 运用多种学科领域的知识

护理作为一项实践性的工作，其服务对象是人，在现代护理模式的指导下，护士用整体的观点来处理人的健康问题反应。因此，他们必须从其他学科领域获得有用的知识，以便从整体上理解护理对象资料的意义，实施有效的护理干预。这种运用其他学科知识把本学科问题搞清楚的途径需要运用评判性思维。因此，护士必须学习自然科学、社会科学以及人文科学知识以构建坚实的护理知识和技能基础。

2. 准确处理应激情境下的各种变化

在临床实践中，护士在一个快速变化的环境中工作，如治疗、用药、临床技术的不断变化，以及护理对象的病情瞬息变化。因此，护士必须在这些应激情境中准确处理和适应各种变化。此外，在这个变革的时代，护士还需运用评判性思维在理论和实践中作出许多创新。

3. 进行有效地临床护理决策

在临床工作中，护理程序是解决护理问题的科学方法，为护理人员的科学思维提供了结构框架。评判性思维使临床护理人员在护理程序的各个步骤中作出更加合理的有效决策。

（三）评判性思维在护理管理中的应用

护理管理者在临床管理中需要进行各种决策，正确的决策是有效管理的重要保障。护理评判性思维应用于护理管理中，培养护理管理者在决策过程中能够有效地对传统的管理思想、方法进行质疑，对各种复杂现象、事物与人群进行有效分析、判断，作出恰当决策。

（四）评判性思维在护理科研中的应用

护理科研是对护理现象探索和研究的过程，要求对各种观点、方法、现象和常规等进行积极思考和主动质疑，并在此基础上进行调查或实验，以新的、充分的证据得出新观点、新方法和新模式。成功的护理科研需要科研者能够有效应用护理评判性思维，进而质疑、假设、推理、求证。

五、组成

评判性思维的组成包括情感态度因素、认知技能因素和智力因素。

（一）情感态度因素

情感态度因素是指在评判性思维过程中个体应具备的人格特征，包括具有进行评判性思维的心理准备状态、意愿和倾向。在进行评判性思维时，护理人员应具有以下情感态度特征：自信负责、诚实公正、好奇执着、谦虚谨慎、独立思考和创造性。

（二）认知技能因素

认知技能因素是帮助个体在评判性思维过程中综合应用知识和经验，作出符合情境的判断。美国哲学学会推出评判性思维由6方面的核心认知技能及相对应的亚技能组成，核心认知技能为解释、分析、评估、推论、说明和自我调控。

（三）智力因素

智力因素是在评判性思维过程中所涉及的专业知识，护理学的专业知识包括医学基础知识、社会人文知识和护理学知识。护理人员在进行护理评判性思维时要求具备相应的专业知识基础,才能正确地判断服务对象的健康需要,作出合理的临床推理及决策。

六、评判性思维的层次

评判性思维的层次常常是影响临床问题有效解决的重要因素。1994 年,Kataoka - Yahiro 和 Saylor 提出护理评判性思维的发展从低到高有 3 个层次:基础层次、复杂层次和尽职层次。

(一) 基础层次

基础层次建立在一系列规则之上,是一种具体思维。处在这个层次的护理人员,相信专家对每个问题都有正确答案。护理人员对服务对象进行护理操作时,会参照该操作的规范程序手册,不能调整步骤,严格遵循操作步骤以满足服务对象的独特需要。此期护理人员缺乏足够的评判性思维经验,是个体推理能力发展的早期阶段,可通过接受专家的不同观点和价值观来指导学习和提高评判性思维能力,促进评判性思维能力向更高层次发展。

(二) 复杂层次

复杂层次的个体开始走出权威,独立地分析和检验选择方案。在此层次的护理人员对问题会根据具体的情况而定,思维能力和主动性都得到增强,认识到问题可以通过不同的解决方法,每种方法各有利弊。在作出最终决策前会仔细权衡利弊,然后会选择最适合的解决方法。在面临复杂情况时,愿意冲破标准规程和政策束缚进行思考,并且会用不同的方法创造性地解决同一问题。

(三) 尽职层次

尽职层次的护理人员能进行专业决策,并为此承担相应的责任。他们不仅要对问题引出的各种复杂的备择方案进行思考,还要根据方案的可行性来选择行为并实施,并以专业要求的原则来执行方案。由于要对自己的决策负责,因此需要注意决策的可能结果,并确定是否合适,其根本标准应是维护护理对象的利益,符合护理专业理念。

七、评判性思维与创造性思维的关系

评判性思维与创造性思维既有联系,又有区别。二者的共同点在于都需要进行超越常规解决问题的思维。但二者也有本质的区别,评判性思维的目的是选择性地作出合理决策,决策对象已知,方向清楚,主要侧重于进行归纳推理与演绎推理。创造性思维的目的是产生新的精神或物质产品,最初的对象通常不明确、方向不清楚,主要侧重于发散思维和思维转换,在思维过程中知觉、顿悟、灵感、想象力更具有重要的作用。

第三节　护　理　思　维

思维是在解决问题时所具有的倾向性和心理准备,护理思维是在护理活动中护理人员的思维方式,是在感性资料的基础上发生的,是护理人员在护理实践过程中发展的,同时受护理人员的经验、知识、思维能力的影响。

一、特征

护理思维是一般思维在护理学中的具体应用,它既具有思维的普遍属性,又由于护理认识的特殊性而具有自身的特点。

(一)系统性

系统性是指把研究对象放在系统中加以考察,以揭示系统的运动规律和功能特征,从而达到对问题的最佳处理。护理思维的系统性要求把事物的整体性作为认识的起点,整体护理的思维模式就集中体现了护理思维的系统性。

(二)严谨性

严谨性思维突出表现在思维是否条理、分析是否合乎事实、判断是否有据、推理是否合乎逻辑、结论是否遵循因果关系等。护士工作涉及面广,病人病情复杂多变,这就要求护士要具备思维的逻辑性和严谨性,在思考、分析问题时要周密详尽,杜绝任何差错的发生。

(三)灵活性

灵活性思维是指思维不受已有条件的限制,思路开阔、灵活性强,善于提出独特的见解或新的认识。护士在工作时要根据事物的变化和发展灵活地思维、判断,及时抛弃错误的观点,作出果断的决策。

(四)创造性

创造性思维是人类认识能动性的突出表现,任何学科的发展都离不开创造性思维,护士就不可能及时地发现问题、作出判断,并根据病人的具体需求作出有效的决策。

(五)预见性

预见性思维是人们利用现有的知识、经验和手段,对事物的未来或未知状况预先作出推理和判断的思维特征。护士在临床护理实践中必须具有一定的预见性,才能更好地掌握护理对象的病情变化。护士要作出有预见性的临床决策,就必须掌握护理对象的全部资料,及时、动态地观察护理对象的病情变化。

二、存在的问题

护理人员从事临床护理工作,每天反复从事统一流程的技术操作,逐渐形成固定的思维和操作习惯,把此项技术的操作方法、注意事项、操作流程进行信息加工形成牢固的记忆,当再次操作时,经过大脑的检索、提取,再按程序操作,养成标准化、制度化、程序化的良好习惯和作风。但个别护理人员由于图省事或在学习期间接受了一些不正规的操作,没有形成规范良好的思维,这种思维会造成护理人员工作上的过失。产生负效应的主要原因是:护理人员在考虑护理问题时,片面地运用已有知识和经验,采用了非科学的思维方法。

(一)单向性思维

临床护理人员思维偏重于感性认识和经验,具有直观的特点,这种思维方式往往经验层次成分多于理论层次,护理人员的思维很容易受这种经验的指使。

(二) 封闭性思维

临床护理长期以来沿用的护理常规、操作常规、分工负责流水作业、按医嘱进行的护理行为都是形成封闭性思维的基础,也是导致护理人员理论学习不再成为压力的主要原因。

(三) 求同排异性思维

在封闭性思维的框架下,急于制定规范或各种表格加以统一,使原来很不成熟的实践在未经检验的情况下急于作出硬性规定,表面上看起来规范,实际上并无太大的价值,使专业行为导向行政化。

(四) 机械性思维

长期习惯于流水作业的临床护理人员多以操作为主,把护理程序当作任务来完成,用这样的方法来进行整体护理的实践,只不过是传统护理模式的现代注解而已,逐渐使护理学的实践远离了理性。

三、科学的护理思维方式

科学的突破必须首先是方法的突破。若要重新构筑护理学的理论体系,必须用理性思维和分析的方法,勇于面对目前整体护理的现状,使护理改革的目标回到初衷的原始点上,在自我调整的基础上,接受西方的精华,与中国国情相结合,寻求科学的方法和途径变革护理实践的思维模式。

(一) 从直观到分析

病人的病情可以从其体态举止、体检、理化检查、语言交流中反映出来。护理人员通过感官获取的信息具有直观的特点,它往往为正确诊断提供线索和依据。这种直观获得的病情资料是护理人员的感性认识过程,但是这并不是认识活动的结束,而是通过感知进入理性认识阶段。不要把这些有价值的资料进行简单的罗列或交给医生,而是通过理性分析由浅入深、由表及里、去伪存真,分析事实,解释事实,对临床资料进行新的综合和科学的推理,最后得出正确的结论。学会运用这样的思维工具才能使我们认识病人出现的健康问题的因果规律,才能使我们从实践中学到新的知识,积累丰富的经验。

(二) 从单向到多向

人是一个多系统、多层次的有机整体。不同的个体又有不同的生理、心理、社会、精神及文化背景,随着自然、社会环境的变化,不断地进行调整、改变、适应以维持生命及满足各种生存质量的需求。人们会因此受到各种内外因素的影响而导致疾病。顺应这种规律,现代生命学科的发展也呈现出泛化与交叉的态势。面对这种发展趋势,护理活动仅从一个视觉、向度去思考问题的方式显然是不能适应的。护理思维也必须向多向思维转化,去思考和分析影响病人健康的原因以寻求对策。

(三) 从封闭到开放

科学的态度是必须摒弃封闭、保守和单向的思维方式,对以往传统的或引进的观念和理论不能不加以批判的全盘接受。科学的进步，理论的发展都是在某种程度上对既往理论的否定，否则就无须创新。创造活跃的学术氛围，鼓励批判精神，提倡学术争鸣，使人们的思维方式处于自由开放、活跃、多向状态，才能有所发明，有所创造。况且，目前护理学科的理论体系还不够完善，独立解决病人问题的能力还很有限，必须通过引进边缘学科的技术和方法进行移植、嫁接或创新，才能使护理理论和护理实践得到有力的支撑。

（四）从经验到理论

经验性的思维方式往往给人带来缺乏进取、安于现状与墨守成规等消极倾向。而理论性思维的特点要求对每一个现象、每一个问题、每一个信息不断地进行质疑，问一问为什么？要解决为什么的问题，就要不断地补充新的信息、新的知识，并在实际中不断寻求解决问题的办法，这样不断地发现问题、解决问题，推动实践不断地深入。

护理学科要跻身于现代科学行列，我们不仅要搞好护理教育，还需要从思维方式上实现从经验性思维向理论性思维的转变。迫切需要在护理领域广泛开展基础实验研究和临床实验研究，突破护理理论的直观性与经验性，使之上升为系统严密的理论体系，才能使护理学的理论得到充实的发展，也是培养和训练护理人员思维能力的有效途径。

第四节　临床护理决策

临床护理决策对护理临床实践十分重要，护理人员在处理临床问题时要做出各种各样的决策，还要帮助护理对象做出决策。评判性思维是临床护理决策和解决护理问题的基础，而临床护理决策是评判性思维的最终目的。

一、定义

对于护理临床决策并没有统一的定义，较为认同的定义是 2002 年由护理学者 Roche 提出的定义，即：临床护理决策（decision making in nursing）是指在临床护理实践过程中由护理人员做出关于服务对象护理的专业决策的复杂过程。这种专业决策可以针对服务对象个体，也可以是针对服务对象群体。它是通过护理人员和服务对象的互动而做出的，是关于病人病情的观察、资料来源及其意义的评估，以及应采取什么护理行为的决策。

二、步骤

决策是为实现一定目标而选择行动方案的过程。这一过程是有一系列前后关联又相对独立的步骤组成的。因此，护理人员要做出科学的决策，必须运用正确的方法，按一定的程序进行，才能实现工作目标。

（一）发现问题

明确问题是合理决策、正确解决问题的前提。护理临床决策的根本目的是要解决临床问题，确定问题的过程中，护理人员要对服务对象的问题进行评判性分析，将服务对象的一系列问题放在具体临床情境中，以鉴别主要的信息和观点存在的合理性和正确性，并明确服务对象的核心问题,可能存在的潜在假设,支持问题证据的有效性。护士应根据服务对象资料的评估,及时、正确、全面地发现护理对象现存的或潜在的健康问题,仔细分析问题原因,并确定主要问题,这样才能针对问题做出正确的干预决策。

(二) 陈述目标

确定目标是科学决策的重要环节之一,没有目标的决策是盲目的决策。决策目标既体现决策行动的预期结果,又是选择行动方案的依据。目标应根据问题确定,要针对性强、可行等特征。决策者根据具体临床情境对决策目标的重要性进行排序,建立优先等级,首先注重最重要的目标以获得主要的结果。

(三) 选择方案

选择方案是决策的核心环节,包括拟订方案、比较方案和选定方案3个步骤。

1. 拟订方案

护理人员根据决策目标,运用评判性思维寻求所有可能的方案作为备选方案。在护理临床实践过程中,这些备选方案可来自护理干预或服务对象护理策略等。具体方法有头脑风暴法、特尔斐法等。

2. 比较方案

护理人员对各种备选方案进行比较,权衡备选方案可靠性、科学性、可行性和合理性。具体的方法有经验分析法、抽象分析法、比较分析法和试点分析法等。

3. 确定方案

对各种备选方案比较后,采用一定的方法选择最佳方案。具体的方法有筛选法、归并法、决策树法等。

(四) 实施方案

决策活动的最终目的是要付诸实施,而所作决策是否科学,也有待在实施过程中检验。此时,护理人员需要根据解决问题的最佳方案制定相应的计划来执行该决策。在此过程中,护理人员应注意制定相应的计划预防、减小或克服在实施方案过程中可能出现的问题。

(五) 评价和反馈

在方案实施过程中或实施后,护理人员对所运用的策略进行评价,对策略积极和消极的结果进行检验,评价决策的效果。

以上决策的基本步骤,有时可交替结合进行,并根据评价反馈不断修正,以使决策方案不断完善。

三、影响因素

临床护理决策的影响因素主要来自3个方面:决策者因素、环境因素和情境因素。

(一) 决策者因素

由于决策者自身的价值观、知识、经验、个性特征、情感特征和技能储备的不同,造成决策的

护理学导论（第2版）
ULIXUE DAOLUN

过程和结果的不同。如一个高年资的、有丰富工作经验和专科知识的护士在处理病人病情突变时，通常就比一个刚毕业的年轻护士更能及时、正确地做出临床护理决策。

（二）环境因素

环境因素对决策的可行性和最终实施的影响很大，其影响方面也是多方位、多角度的，主要包括：政策、法规的限制，病人及家属的意见，医院条件、设备的影响，能否获得有关帮助和指导，以及他人对决策结果的支持和认可程度等，如护理人员在药物治疗中进行评判性思维时，对具体药物的知识可以通过向药师请教、查阅药物手册等方法，增加其决策的有效性。

（三）情境因素

情境因素包括与护理人员本人有关的情境因素、与决策本身有关的因素、决策时间的限制等都会影响决策的正确性。

四、类型

护理人员在日常工作中要做出各种各样的决策，其中大多数可直接影响护理对象的护理。但鉴于护理专业实践的特殊性，护理决策通常划分为护理伦理决策、护理实践决策和护理管理决策3种类型。

（一）护理伦理决策

护理伦理决策是指护理服务对象的过程中做出伦理上的决策。伦理决策是一个复杂的过程，它建立在道德思考的基础上。伦理决策受个体价值观、专业价值观、社会价值观的影响，而决策者或参与决策者的道德观、知识程度以及对伦理理论和原则的应用等都会影响个体在具体情境中所作出伦理决策的正确性。所以，为了作出有效地专业伦理决策，护士必须遵循专业伦理守则、专业目标和护理实践标准，采取将风险减少到最低限度并提高护理质量的行动。在全面掌握护理知识、临床情境知识、法律知识等的基础上，作出符合服务对象利益的决策。

（二）护理实践决策

护理实践决策是指在临床实践过程中作出的专业决策。由于护患之间的独特关系，为满足病人的需要，护士在日常工作中需要作出大量的临床决策。如护理程序的每一步都需要决策；护理一个危重病人时，面对一大堆工作，护士要确定合理的工作程序；同时负责护理多个病人时，护士要能确定哪些健康问题是要立即干预的，哪些是可以延迟处理的等。

（三）护理管理决策

护理管理决策是指护理管理者所作的关于管理方面的决策，如制定专业管理规范、病房工作的安排等。由于护理管理决策的原则和方法一般来自管理学的普通决策，因此，将这些同样的原则和方法运用到护理管理实践中十分常见。

对护理决策的分类并不是绝对的。事实上，护士在进行临床实践的过程中会面临各种各样的决策，而各种决策之间也是相互交叉的，如护士在具体护理病人时，除了要作出临床实践决策，还要考虑病人的伦理问题，作出相应的伦理决策。

五、模 式

决策模式与一定的医学模式相适应,医学模式的转变也带来了护理决策模式的转变。根据护理人员与服务对象在临床护理决策中的角色定位不同,将临床护理决策分为3种:服务对象决策、护理人员决策和共同决策模式。

(一)服务对象决策模式

服务对象决策模式是指由护理人员提供各种方案的优点和风险等相关信息,服务对象根据自身的经验以及理解独立作出选择。

(二)护理人员决策模式

护理人员决策模式是指由护理人员为主导,护理人员单独或者与其他医务人员一起考虑收益和风险进而替服务对象作出选择,告知服务对象的信息量由护理人员决定。在护理人员决策模式中,服务对象不参与决策过程。该模式决策的前提是护理人员知道哪种方案对服务对象最为合适。

(三)共同决策模式

共同决策模式是指护理人员向服务对象提供各种相关信息,服务对象提供自身的病情和生活方式以及自己的价值取向等,然后双方对相关的备择方案进行讨论,并结合实际情况(如社会、家庭、医院现实条件等因素)作出最优的选择。在共同决策模式的过程中,护理人员与服务对象之间始终保持互动、双向信息交流的关系,服务对象与护理人员都是决策者,护理人员与服务对象之间是一种协作关系。同时,在共同决策模式中,护士还承担教育服务对象的任务,在决策进行的过程中护理人员首先需要客观地向服务对象解释,使服务对象具有参与决策的基本知识和思想基础。

在社会进步的同时,服务对象更加关心与自身利益相关的各种决策,愿意了解和参与决策过程。因此,一般情况下,临床护理决策应首先提倡使用共同决策模式。

六、策 略

在复杂的临床环境中,护理人员的重要临床功能之一是对服务对象作出合理的临床护理决策。在这个过程中,除了应用护理程序等基础的护理框架外,护理人员评判性思维能力的培养也显得十分重要。促进护理人员临床护理决策能力的发展,需要培养护理人员评判性思维能力,并且要帮助护理人员掌握临床护理决策的各种相关技巧和方法。

(一)发展评判性思维能力

1. 发展护理评判性思维能力的条件
包括创造评判性思维氛围、提高护理教师的评判性思维能力、培养评判性思维的情感态度等,为培养护理人员的评判性思维能力做好准备。

2. 发展护理评判性思维能力的方法
包括实践反思法、归纳性思维的教育模式教学法、苏格拉底询问法等方法,培养护理人员的评判性思维能力。

（二）促进临床护理决策能力发展的其他策略

培养护理人员的评判性思维能力是发展临床护理决策能力的有力措施。护理人员还应注意从下列方面采取措施以促进其临床护理决策能力的发展。

1. 运用护理程序

在临床护理决策过程中，增强护理人员运用护理程序的能力和技巧。在对相关问题不了解时，不要盲目行动，应注意积累相关知识，了解健康问题的症状、体征、常见原因、处理方法，提高决策效率。

2. 熟悉护理基本技术

如静脉注射泵、计算机、监护仪等的使用，既能减轻工作量，又有助于正确实施决策。

3. 遵守政策和法规

与诊疗护理工作相关的政策和法规能为护理人员在法律规定的范围内进行临床护理决策提供依据。护理人员应学习这些政策和法规，并以此来规范自己的行为，作出更好的临床护理决策。

4. 运用多方资源

在日常的学习和工作中，护理人员还应学习他人的智慧，如向教师、专家和同行学习，有意识地训练和提高自己的临床护理决策能力。

随着社会的进步及医学科学的不断发展，人们对护理的要求也在提高，护理的工作范围也在逐步扩大，护理环境越来越复杂，护理人员需要面对各种复杂的选择，而评判性思维能力是面临复杂抉择进行正确反思与选择的重要思维及判断方法。因此，培养护理人员的评判性思维能力对提高护理质量具有重要意义。

七、临床护理决策与循证护理

（一）循证护理的定义

循证护理又称为"实证护理"或以证据为基础的护理。可以理解为遵循证据的护理，即护理人员在护理实践中运用现有最新最佳的科学证据对护理对象实施护理。其核心思想是批判性地接受现有的专业知识，并将其转化为可应用于临床实践的证据，减少护理工作中的不稳定性，促使以经验为基础的传统护理向以科学为基础的有证可循的现代护理发展。

（二）循证护理的步骤

循证护理由5个步骤组成：明确需要解决的问题，检索有关护理文献，严格评价证据，使用最佳的证据，评价使用证据后的效果。

1. 确定需要解决的问题

护理人员应首先确认需要解决的问题，确定要解决的问题有助于护士明确需要寻找的证据，从而使循证目标明了、循证过程简捷，获得满意的结果。

2. 检索有关护理文献

护理人员通过查阅文献、网上检索等各种方式收集所需要的所有相关信息资料，并列出相关证据。

3. 严格评价证据

护理人员使用评判性思维对所列出的证据进行评价,将收集的证据按照其不同的价值区别,找出自己所需要的证据。在评价过程中需对资料进行分类,缩小评价范围,从中筛选相关的证据。

4. 使用最佳的证据

将收集到的最佳证据用于实践,作出最有效的决策。在使用最佳证据时,应结合临床的具体环境、条件、文化背景及服务对象的个体差异等。

5. 评价使用证据后的效果

评价使用证据后的效果时,要选择客观、合适的方法,并确保将评价结果反馈到护理过程中。

(三) 临床护理决策与循证护理的关系

护理人员在临床护理决策中要对护理对象的健康问题进行最优决策,在此过程中需要应用评判性思维的方法。循证护理亦是临床护理决策过程中最常用的方法之一。循证护理的思想使临床护理决策能够依据科学研究的结果,而不仅仅是护理人员个人经验,因此提高了临床护理决策的科学性、可行性和有效性。

本章小结

科学思维的概念、特征、生理机制及思维的品质;评判性思维的概念、特点、标准及评判性思维在护理中的应用,评判性思维的组成、评判性思维层次;护理评判性思维能力的测量及评判性思维与创造性思维的关系;护理思维的特征、目前存在的问题和科学的护理思维方式;临床护理决策的定义、步骤、影响临床护理决策的因素,临床护理决策的类型、模式及发展临床护理决策能力的策略,临床护理决策与循证护理的关系。通过本章的学习,要求同学们能运用评判性思维和护理思维方式,有效地进行临床护理决策。

思考题

1. 护士在执行医嘱"6床 李桂英 10%GS 注射液 500ml VD st"时突然想到:"她要输 10%GS 吗? 我记得她血糖挺高,她不该输糖水,前2天她好像一直用的是等渗糖盐水。我该不会记错吧? 我还是去看看病历……是挺高的呀……会不会医生有别的考虑? 我该怎么办?……不管怎么样,我得去问问。"

试分析:

A. 该护士是否具有评判性思维意识,为什么?

B. 结合该情境,分析护理评判性思维的构成要素有哪些?

C. 怎样才能提高护理评判性思维能力?

2. 夜间12点钟,护士巡视病房,看见病房里10床的床头灯还亮,她走进了病房,问道:"吴大妈,我看见你的床头灯亮着,你有什么事情吗?"吴大妈说:"我,没事,谢谢。"但是护士看到吴大妈床头有3张湿了的纸巾,枕头也有点湿,吴先生的眼睛是红的。护士轻轻地握着吴先生手说:"放心,一切会好起来的,早点休息。"吴先生点点头,就关灯睡觉了。

试分析:

A. 请您简述护士这样做对吗?

B. 请您应用评判性思维组成内容进行分析,认为她具备了哪些评判性思维能力?

（朱春梅）

201 项护理诊断一览表

（2009—2011 年）

领域 1：健康促进（health promotion）

健康维护能力低下（ineffective health maintenance）

自我健康管理无效（ineffective self health management）

持家能力障碍（impaired home maintenance）

有免疫状态改善的趋势（readiness for enhanced immunization status）

忽视自我健康管理（self neglect）

有营养改善的趋势（readiness for enhanced nutrition）

家庭执行治疗方案无效（ineffective family herapeutic regimen management）

有自我健康管理改善的趋势（readiness for enhanced self health management）

领域 2：营养（nutrition）

无效性婴儿喂养型态（ineffective infant feeding pattern）

营养失调：低于机体需要量（imbalanced nutrition：less than body requirements）

营养失调：高于机体需要量（imbalanced nutrition：more than body requirements）

有营养失调的危险：高于机体需要量（risk for imbalanced nutrition：more than body requirements）

吞咽障碍（impaired swallowing）

有血糖不稳定的危险（risk for unstable glucose level）

新生儿黄疸（neonatal jaundice）

有肝功能受损的危险（risk for impaired liver function）

有电解质失衡的危险（risk for electrolyte imbalance）

有体液平衡改善的趋势（readiness for enhanced fluid balance）

体液不足（deficient fluid volume）

体液过多（excess fluid volume）

有体液不足的危险（risk for deficient fluid volume）

有体液失衡的危险（risk for imbalanced fluid volume）

领域 3：排泄（elimination and exchange）

排尿障碍（impaired urinary elimination）

功能性尿失禁（functional urinary incontinence）

溢出性尿失禁（overflow urinary incontinence）

反射性尿失禁（reflex urinary incontinence）

压力性尿失禁（stress urinary incontinence）

急迫性尿失禁（urge urinary incontinence）

有急迫性尿失禁的危险（risk for urge urinary incontinence）

尿潴留（urinary retention）

有排尿功能改善的趋势（readiness for enhanced urinary elimination）

排便失禁（bowel incontinence）

便秘（constipation）

感知性便秘（perceived constipation）

有便秘的危险（risk for constipation）

腹泻（diarrhea）

胃肠动力失调（dysfunctional gastrointestinal motility）

有胃肠动力失调的危险（risk for dysfunctional gastrointestinal motility）

气体交换障碍（impaired gas exchange）

领域4：活动/休息（activity/rest）

失眠（insomnia）

睡眠型态紊乱（disturbed sleep pattern）

睡眠剥夺（sleep deprivation）

有睡眠改善的趋势（readiness for enhanced sleep）

有废用综合征的危险（risk for disuse syndrome）

缺乏娱乐活动（deficient diversional activity）

久坐的生活方式（sedentary lifestyle）

床上活动障碍（impaired bed mobility）

躯体活动障碍（impaired physical mobility）

借助轮椅活动障碍（impaired wheelchair mobility）

移动能力障碍（impaired transfer ability）

行走障碍（impaired walking）

术后康复迟缓（delayed surgical recovery）

能量场紊乱（disturbed energy field）

疲乏（fatigue）

活动无耐力（activity intolerance）

有活动无耐力的危险（risk for activity intolerance）

有出血的危险（risk for bleeding）

低效性呼吸型态（ineffective breathing pattern）

心输出量减少（decreased cardiac output）

外周组织灌注无效（ineffective peripheral tissue perfusion）

有心脏组织灌注不足的危险（risk for decreased cardiac tissue perfusion）

有脑组织灌注无效的危险（risk for ineffective cerebral tissue perfusion）

有胃肠道灌注无效的危险（risk for ineffective gastrointestinal tissue perfusion）

有肾脏灌注无效的危险(risk for ineffective renal perfusion)

有休克的危险(risk for shock)

自主呼吸障碍(impaired spontaneous ventilation)

呼吸机依赖(dysfunctional ventilatory weaning response)

有自理能力增强的趋势(readiness for enhanced self-care)

沐浴/卫生自理缺陷(bathing/hygiene self-care deficit))

穿着/修饰自理缺陷(dressing/grooming self-care deficit)

进食自理缺陷(feeding self-care deficit)

如厕自理缺陷(toileting self-care deficit)

领域5：感知/认知(perception/cognition)

单侧身体忽视(unilateral neglect)

环境认知障碍综合征(impaired environmental interpretation syndrome)

漫游状态(wandering)

感知觉紊乱(具体说明：视觉、听觉、方位感、味觉、触觉、嗅觉)(disturbed sensory perception specify：visual，auditory，kinesthetic，gustatory，tactile，olfactory)

急性意识障碍(acute confusion)

慢性意识障碍(chronic confusion)

有急性意识障碍的危险(risk for acute confusion)

知识缺乏(deficient knowledge)

有知识增进的趋势(readiness for enhanced knowledge)

记忆功能障碍(impaired memory)

有决策能力增强的趋势(readiness for enhanced decision-making)

活动计划无效(ineffective activity planning)

语言沟通障碍(impaired verbal communication)

有沟通增进的趋势(readiness for enhanced communication)

领域6：自我感知(self-perception)

有个人尊严受损的危险(risk for compromised human dignity)

无望感(hopelessness)

自我认同紊乱(disturbed personal identity)

有孤独的危险(risk for loneliness)

有能力增强的趋势(readiness for enhanced power)

无能为力感(powerlessness)

有无能为力感的危险(risk for powerlessness)

有自我概念改善的趋势(readiness for enhanced self-concept)

情境性低自尊(situational low self-esteem)

长期性低自尊(chronic low self-esteem)

有情境性低自尊的危险(risk for situational low self-esteem)

体像紊乱(disturbed body image)

领域7：角色关系（role relationships）

照顾者角色紧张（caregiver role strain）

有照顾者角色紧张的危险（risk for caregiver role strain）

养育功能障碍（impaired parenting）

有养育功能改善的趋势（readiness for enhanced parenting）

有养育功能障碍的危险（risk for impaired parenting）

有依附关系受损的危险（risk for impaired parent/infant/child attachment）

家庭运作过程失常（dysfunctional family processes）

家庭运作过程改变（interrupted family processes）

有家庭运作过程改善的趋势（readiness for enhanced family processes）

母乳喂养有效（effective breastfeeding）

母乳喂养无效（ineffective breastfeeding）

母乳喂养中断（interrupted breastfeeding）

父母角色冲突（parental role conflict）

有关系改善的趋势（readiness for enhanced relationship）

无效性角色行为（ineffective role performance）

社会交往障碍（impaired social interaction）

领域8：性（sexuality）

性功能障碍（sexual dysfunction）

性生活型态无效（ineffective sexuality patterns）

有生育进程改善的趋势（readiness for enhanced childbearing process）

有母体与胎儿双方受干扰的危险（risk for disturbed maternal/fetal dyad）

领域9：应对/应激耐受性（coping/stress tolerance）

创伤后综合征（post trauma syndrome）

有创伤后综合征的危险（risk for post trauma syndrome）

强暴创伤综合征（rape-trauma syndrome）

迁移应激综合征（relocation stress syndrome）

有迁移应激综合征的危险（risk for relocation stress syndrome）

焦虑（anxiety）

对死亡的焦虑（death anxiety）

有威胁健康的行为（risk-prone health behavior）

妥协性家庭应对（compromised family coping）

无能性家庭应对（disabled family coping）

防卫性应对（defensive coping）

应对无效（ineffective coping）

社区应对无效（ineffective community coping）

有应对增强的趋势（readiness for enhanced coping）

有社区应对增强的趋势(readiness for enhanced community coping)

有家庭应对增强的趋势(readiness for enhanced family coping)

无效性否认(ineffective denial)

恐惧(fear)

悲伤(grieving)

复杂性悲伤(complicated grieving)

有复杂性悲伤的危险(risk for complicated grieving)

个人恢复能力障碍(impaired individual resilience)

有恢复能力受损的危险(risk for compromised resilience)

有恢复能力增强的趋势(readiness for enhanced resilience)

持续性悲伤(chronic sorrow)

压力负荷过重(stress overload)

自主性反射失调(autonomic dysreflexia)

有自主性反射失调的危险(risk for autonomic dysreflexia)

婴儿行为紊乱(disorganized infant behavior)

有婴儿行为紊乱的危险(risk for disorganized infant behavior)

有婴儿行为调节改善的趋势(readiness for enhanced organized infant behavior)

颅内调适能力降低(decreased intracranial adaptive capacity)

领域10：生活准则(life principles)

有希望增强的趋势(readiness for enhanced hope)

有精神安适增进的趋势(readiness for enhanced spiritual well-being)

抉择冲突(decisional conflict)

道德困扰(moral distress)

不依从行为(noncompliance)

宗教信仰减弱(impaired religiosity)

有宗教信仰增强的趋势(readiness for enhanced religiosity)

有宗教信仰减弱的危险(risk for impaired religiosity)

精神困扰(spiritual distress)

有精神困扰的危险(risk for spiritual distress)

领域11：安全/防护(safety/protection)

有感染的危险(risk for infect ion)

清理呼吸道无效(ineffective airway clearance)

有误吸的危险(risk for aspiration)

有婴儿猝死综合征的危险(risk for sudden infant death syndrome)

牙齿受损(impaired dentition)

有跌倒的危险(risk for falls)

有受伤害的危险(risk for injury)

有手术期体位性损伤的危险(risk for perioperative-positioning injury)

口腔黏膜受损（impaired oral mucous membrane）

有外周神经血管功能障碍的危险（risk for peripheral neurovascular dysfunction）

防护能力低下（ineffective protection）

皮肤完整性受损（impaired skin integrity）

有皮肤完整性受损的危险（risk for impaired skin integrity）

有窒息的危险（risk for suffocation）

组织完整性受损（impaired tissue integrity）

有外伤的危险（risk for trauma）

有血管损伤的危险（risk for vascular trauma）

自伤（self-mutilation）

有自伤的危险（risk for self-mutilation）

有自杀的危险（risk for suicide）

有对他人施行暴力的危险（risk for other-directed violence）

有对自己施行暴力的危险（risk for self-directed violence）

受污染（contamination）

有受污染的危险（risk for contamination）

有中毒的危险（risk for poisoning）

乳胶过敏反应（latex allergy response）

有乳胶过敏反应的危险（risk for latex allergy response）

有体温失调的危险（risk for imbalanced body temperature）

体温过高（hyperthermia）

体温过低（hypothermia）

体温调节无效（ineffective thermoregulation）

领域 12：舒适（comfort）

有舒适增进的趋势（readiness for enhanced comfort）

舒适度减弱（impaired comfort）

恶心（nausea）

急性疼痛（acute pain）

慢性疼痛（chronic pain）

社交孤立（social isolation）

领域 13：生长/发展（growth/development）

成人身心功能衰退（adult failure to thrive）

生长发展迟缓（delayed growth and development）

有发展迟缓的危险（risk for delayed development）

有生长比例失调的危险（risk for disproportionate growth）

教 学 大 纲

《护理学导论》教学大纲(参考)

一、课程的性质与任务

1)《护理学导论》是护理专业的一门必修的专业基础课,也是护理专业学生的主干课程,是护理专业学科体系的重要组成部分,是医学基础课程与护理专业课程之间的桥梁。

2)本课程要求引导学生较系统、全面地了解护理专业的学科体系形成、发展、构成,掌握其独特的理论框架和科学的工作方法,要求学生掌握本课程中有关护理学的基本理论、基本知识和基本思维方法,深刻理解护理作为一门独立的专业特性和重要地位,为学好以后的护理专业课程打好理论基础。

3)本课程内容涵盖了护理学的专业思想、基础理论和基础知识,包括护理学的发展和展望、护理学相关理论基础、护理理念和护理学的基本概念、我国医疗卫生体系以及护理的作用与地位、护理人员的角色功能与资格要求、护理程序等,强化护理理论与护理相关理论在临床中的应用内容,加强与护理临床课的联系,注意知识的衔接和配合,使之相互呼应,共同为课程体系总体目标服务。

二、课程的目的与要求

本课程是指导护理专业学生从整体上认识护理学的启蒙教材,主要研究护理学中先进的专业思想、护理工作中最常用的基本理论、基本知识,主要围绕人生命过程中的健康与疾病,根据护理概念的基本内涵来组织课程内容,使得学生能适应医学模式和护理模式的转变,在一定的理论指导下为护理对象提供服务,从而使学生掌握护理学的本质、特性、发生发展规律、学科结构体系、实践范围和社会功能,并为后期护理专业课程的学习打下基础。《护理学导论》是引导学生明确护理学的基础理论及学科框架,了解护理学及其发展趋势的一门重要专业基础课。使学生适应护理模式转变,系统而全面地领悟护理专业的独特理论体系及模式,并掌握其他相关学科的理论在护理实践中应用这些知识奠定雄厚的理论基础,从而全面提高学生的基本专业素质,培养学生独立思考、独立解决专业问题及创造性思维能力奠定良好的基础。

三、课程教学要求层次

教学环节中,基本概念、定义等由低到高分为"了解、理解、熟悉、掌握"4个层次。有关护理程序等的应用,由低到高分为"会、掌握、熟练掌握"3个层次。本书所列内容可根据各院校相关专业及课时安排等按需要适当取舍。

四、课程设计

总学时为 36 学时，理论讲授 34 学时，实践 2 课时。

章	单 元	理论课时分配	实践课时分配
第一章	绪 论	3	
第二章	概述	3	
第三章	健康与疾病	2	
第四章	卫生服务	2	
第五章	文化与护理	2	
第六章	需要理论与护理	2	
第七章	系统理论与护理	2	
第八章	压力理论与护理	2	
第九章	护理理论	6	
第十章	护理程序	8	2
第十一章	护理思维方式和临床护理决策	2	
总 计		34	2

五、内容要求

第一章 绪论

【教学时数】 3 学时

掌握 南丁格尔的事迹与贡献。

熟悉 世界现代护理学的发展历程。

熟悉 护理专业的发展趋势。

了解 护理学的形成过程。

了解 我国护理学发展的过程。

第二章 概述

【教学时数】 3 学时

掌握 护理学的性质及范畴。

掌握 护理学及其基本概念。

熟悉 护理学 4 个基本概念，掌握人、环境、健康和护理的关系。

熟悉 医学模式的概念和特点及其对护理专业的影响。

理解 护理学的基本概念对护理工作的重要指导价值。

理解 文化与护理的关系。

熟悉 护理专业的特征、护理专业护士的角色。

熟悉 专业护士的特征、专业护士的素质要求及资历要求。

了解 护理服务方式、各种模式的优缺点。

第三章 健康与疾病

【教学时数】 2学时

掌握 WHO的健康定义、亚健康与疾病的概念。

熟悉 影响健康的因素、健康与疾病的关系。

掌握 促进健康及提高生存质量的护理活动。

理解 患病行为及心理、疾病对病人及社会的影响。

掌握 三级预防的概念及疾病的预防措施。

熟悉 影响健康及亚健康的因素。

熟悉 生存质量的概念及衡量标准。

熟悉 病人角色的概念。熟悉病后病人主要的心理反应。

熟悉 常见的病人角色适应不良及其心理原因。

熟悉 现代疾病观的特点及要求。

熟悉 健康教育、护理健康教育的概念以及医院健康教育的内容。

了解 健康、生存质量的测量指标。

了解 影响个人对待疾病的因素。

第四章 卫生服务

【教学时数】 2学时

掌握 医院的概念、性质、功能、特点和分级。

掌握 世界卫生组织卫生保健的战略目标。

掌握 初级卫生保健概念。

掌握 家庭病床的服务对象、范围和护理工作。

熟悉 医疗卫生体系的概念。

熟悉 医院业务科室设置及护理工作。

熟悉 我国护理组织结构。

熟悉 社区卫生服务。

了解 医院的组织结构。

了解 我国医疗卫生体系的组织结构和功能。

第五章 文化与护理

【教学时数】 2学时

掌握 文化的概念、文化的特征。

掌握 文化护理概念。

熟悉 文化背景的影响因素。

理解 文化与护理的关系。

掌握 文化护理原则帮助病人应对文化休克。

了解 文化护理的策略。

第六章 需要理论与护理

【教学时数】 2学时

熟悉 需要的特征及影响需要满足的因素。

掌握 马斯洛需要层次论及其对护理的意义。

理解 需要理论应用于护理实践中的意义。

掌握　需要理论满足不同护理对象基本需要的护理策略。

了解　需要的分类。

第七章　系统理论与护理

【教学时数】2 学时

掌握　系统的基本概念及分类。

掌握　系统的基本属性。

掌握　系统理论在护理中的应用。

熟悉　人是一个统一整体以及人是开放系统的概念。

了解　系统理论对护理的意义。

第八章　压力理论与护理

【教学时数】2 学时

掌握　压力、压力源的概念，理解压力的意义。

掌握　适应的四个层次。

理解　压力与适应理论在护理中的应用。

了解　拉扎勒斯的压力应对模式。

了解　塞里的全身适应综合征学说。

了解　霍姆斯和拉赫的生活事件与疾病关系学说。

第九章　护理理论

【教学时数】6 学时

掌握　奥瑞姆的自理模式、罗伊的适应模式、纽曼的健康系统模式、佩普罗人际关系模式的基本内容和主要观点。

理解　奥瑞姆、罗伊、纽曼对护理学四个基本概念的论述。

熟悉　奥瑞姆设计的 3 个护理系统。

理解　罗伊的人作为 1 个适应系统的适应过程。

理解　纽曼的系统保健中三级预防的对象、护士的任务及目标。

掌握　有关护理理论正确判断病人自护能力和治疗性自护需求，并选择正确的护理系统。

掌握　有关护理理论分析不同刺激对人体的影响及机体的调节机制。

掌握　有关护理理论说明 3 种防御机制保护人体中心基本结构的作用。

第十章　护理程序

【教学时数】10 学时（理论 8，实验 2）

掌握　护理程序、护理评估、护理诊断的概念。

掌握　护理诊断的组成、陈述方式及书写护理诊断的注意事项。

掌握　护理诊断排序原则。

掌握　目标的陈述方式及陈述中应注意的问题。

理解　收集资料的目的、资料的来源、种类、内容和方法。

理解　护理计划、护理目标护理实施的概念。

理解　护理诊断与医疗诊断。

了解　制定护理目标和护理措施的要求。

掌握　有关标准区分正确与错误的护理诊断、护理目标和护理措施。

第十一章　护理思维方式和临床护理决策

【教学时数】　2 学时

掌握　评判性思维概念。

掌握　评判性思维在护理中的应用。

临床　护理决策的定义。

理解　评判性思维的组成、特点、层次、标准。

理解　护理评判性思维能力测量。

理解　评判性思维和创造性思维的关系。

理解　临床护理决策的类型、模式、步骤、影响因素。

理解　临床护理决策与循证护理的关系。

了解　思维、科学思维、发展临床护理决策能力的策略。

参 考 文 献

[1] 崔炎.护理学基础[M].北京：人民卫生出版社,2001.

[2] 李小妹.护理学导论[M].3版.北京：人民卫生出版社,2012.

[3] 冯先琼.护理学导论[M].2版.北京：人民卫生出版社,2008.

[4] 隋树杰.护理学导论[M].2版.北京：人民卫生出版社,2013.

[5] 史先辉.护理学导论[M].北京：人民卫生出版社,2006.

[6] 吴丽荣.护理学基础Ⅰ[M].南京：江苏科学技术出版社,2006.

[7] 何国平.实用护理学[M].北京：人民卫生出版社,2002.

[8] 方妙君,邱秀环,孙肇玢.护理程序[M].北京：科学技术文献出版社,1999.

[9] 顾乃平.护理学专业导论[M].北京：科学技术文献出版社,1999.

[10] 王崇先.护理社会学[M].北京：科学技术文献出版社,2001.

[11] 邹恂.现代护理诊断手册[M].3版.北京：北京大学医学出版社,2004.

[12] 李晓玲.护理理论[M].北京：人民卫生出版社,2003.

[13] 潘孟昭.护理学导论[M].北京：人民卫生出版社,1998.

[14] 杨新月.护理学导论[M].北京：高等教育出版社,2004.

[15] 彭幼清.护理学导论[M].北京：人民卫生出版社,2004.

[16] 姜安丽,范秀珍.护理学导论[M].北京：人民军医出版社,2004.

[17] 刘亚波.浅议护理思维[J].护理实践与研究,2007,4(1):75－76.

[18] 沈雅芬.临床护理思维方式的理性思考[J].中华护理杂志,2003,38(1):34－35.

[19] 五菊吾.21世纪护理学发展的机遇与挑战[J].杭州医学高等专科学校学报,2001,
22(2):65－66.

[20] 叶旭春,姜爱丽.论护理专业决策的分类和意义[J].现代护理,2005,11(4):304－305.

[21] 闻彩芬.高科技形势下的护理发展[J].现代护理杂志,2003,9(5):408－409.

[22] 张波,李之,孙百玲.加入WTO后我国护理专业面临的挑战、机遇和发展策略[J].护
理研究杂志,2003,17(4):373－374.

[23] 卫生部医政司关于对《中国护理事业发展规划纲要(2005—2010)》的征求意见稿[J].
临床护理杂志,2005,4(2):1－5.

[24] 杜书芬,李小宁.跨文化护理理论的评价和应用[J].护理学报,2006,13(6):74－76.

[25] 王斌全,赵晓云.马德莱娜·莱宁格和跨文化护理理论[J].护理研究,2008,22
(4):939.

[26] 谢红.护理学科未来发展的思考[J].中华护理杂志,2011,46(5):527.